Über dieses Buch

Sigmund Freud, der Begründer der Psychoanalyse, hat sich nicht nur damit begnügt, neurotische Erkrankungen des modernen Zivilisationsmenschen zu diagnostizieren, sondern er versuchte, die urtümlichen Wurzeln neurotischer Phänomene in den Griff zu bekommen. Mit dem genialen Instinkt des Forschers deckte er typische Seelenregungen und Komplexe auf und kennzeichnete sie als unterbewußte Haltungen des Menschen schlechthin.

Auch das Werk ›Totem und Tabu‹ zeigt psychopathische Sachverhalte auf und erörtert sie vor dem Hintergrund primitivmenschlicher Verhaltensweisen. »Es darf uns ahnen«, so schreibt Sigmund Freud, »daß das Tabu der Wilden Polynesiens doch nicht so weit von uns abliegt, wie wir zuerst glauben wollten, daß die Sitten- und Moralverbote, denen wir selbst gehorchen, in ihrem Wesen eine Verwandtschaft mit diesem primitiven Tabu haben könnten, und daß die Aufklärung des Tabu ein Licht auf den dunkeln Ursprung unseres eigenen ›kategorischen Imperativs‹ zu werfen vermöchte.«

Unter diesem Gesichtspunkt entlarvt Freud viele moralische Tabus des modernen Menschen als »infantile Wiederkehr des Totemismus« und als mächtige Rudimente früher, primitiver Bewußtseinsstufen.

Über den Autor

Sigmund Freud, am 6. Mai 1856 in Freiberg (Mähren) geboren; er widmete sich nach dem Medizinstudium der Erforschung seelisch bedingter Erkrankungen, zuerst besonders der Hysterien. Im Verlaufe seiner Studien entwickelte er das Verfahren der Psychoanalyse. Über das praktische Ziel der Therapie von Neurosen hinaus führten die Erkenntnisse der analytischen Methode zu einer entscheidend vertieften Psychologie. Zur Diskussion der kulturellen und gesellschaftlichen Fragen unserer Zeit hat Freud in seinen Arbeiten überraschende Gesichtspunkte beigetragen. Freud, seit 1902 Titular-Professor in Wien, wurde nie auf einen Lehrstuhl an eine Universität berufen; er erhielt 1930 den Goethepreis. Im Jahre 1938 emigrierte er nach London, wo er 1939 starb.

Von Sigmund Freud erschienen bisher im Fischer Taschenbuch Verlag: ›Studien über Hysterie‹ (Bd. 6001); ›Darstellungen der Psychoanalyse‹ (Bd. 6016); ›Abriß der Psychoanalyse/Das Unbehagen in der Kultur‹ (Bd. 6043); ›Drei Abhandlungen zur Sexualtheorie‹ (Bd. 6044); ›Massenpsychologie und Ich-Analyse/Die Zukunft einer Illusion‹ (Bd. 6054); ›Über Träume und Traumdeutungen‹ (Bd. 6073); ›Zur Psychopathologie des Alltagslebens‹ (Bd. 6079); ›Der Witz und seine Beziehung zum Unbewußten‹ (Bd. 6083); ›Selbstdarstellung‹ (Bd. 6096); ›Brautbriefe‹ (Bd. 899). Eine umfassende Darstellung findet sich in Marthe Robert: ›Die Revolution der Psychoanalyse. Leben und Werk von Sigmund Freud‹ (Bd. 6057).

VORWORT

Die nachstehenden vier Aufsätze, die unter dem Untertitel dieses Buches in den beiden ersten Jahrgängen der von mir herausgegebenen Zeitschrift »Imago« erschienen sind, entsprechen einem ersten Versuch von meiner Seite, Gesichtspunkte und Ergebnisse der Psychoanalyse auf ungeklärte Probleme der Völkerpsychologie anzuwenden. Sie enthalten also einen methodischen Gegensatz einerseits zu dem groß angelegten Werke von *W. Wundt*, welches die Annahmen und Arbeitsweisen der nicht analytischen Psychologie derselben Absicht dienstbar macht, und anderseits zu den Arbeiten der Züricher psychoanalytischen Schule, die umgekehrt Probleme der Individualpsychologie durch Heranziehung von völkerpsychologischem Material zu erledigen streben[1]. Es sei gern zugestanden, daß von diesen beiden Seiten die nächste Anregung zu meinen eigenen Arbeiten ausgegangen ist.

Die Mängel dieser letzteren sind mir wohlbekannt. Ich will diejenigen nicht berühren, die von dem Erstlingscharakter dieser Untersuchungen abhängen. Andere aber erfordern ein Wort der Einführung. Die vier hier vereinigten Aufsätze machen auf das Interesse eines größeren Kreises von Gebildeten Anspruch und können eigentlich doch nur von den wenigen verstanden und beurteilt werden, denen die Psychoanalyse nach ihrer Eigenart nicht mehr fremd ist. Sie wollen zwischen Ethnologen, Sprachforschern, Folkloristen usw. einerseits und Psychoanalytikern anderseits vermitteln und können doch beiden nicht geben, was ihnen abgeht: den ersteren eine genügende Einführung in die neue psychologische Technik, den letzteren eine zureichende Beherrschung des der Verarbeitung harrenden Materials. So werden sie sich wohl damit begnügen müssen, hier wie dort Aufmerksamkeit zu erregen und die Erwartung hervorzurufen, daß ein öfteres Zusammentreffen von beiden Seiten nicht ertraglos für die Forschung bleiben kann.

Die beiden Hauptthemata, welche diesem kleinen Buch den Namen geben, der Totem und das Tabu, werden darin nicht in gleichartiger Weise abgehandelt. Die Analyse des Tabu tritt als durchaus gesicherter, das Problem erschöpfender Lösungsversuch auf. Die Untersuchung über den Totemismus bescheidet sich zu erklären: Dies ist, was die psychoanalytische Betrachtung zur Klärung der Totemprobleme derzeit beibringen kann. Dieser Unterschied

1. *Jung*, Wandlungen und Symbole der Libido, Jahrbuch für psychoanalytische und psychopathologische Forschungen, Bd. IV, 1912; derselbe Autor, Versuch einer Darstellung der psychoanalytischen Theorie, ibid. Bd. V, 1913.

hängt damit zusammen, daß das Tabu eigentlich noch in unserer Mitte fortbesteht; obwohl negativ gefaßt und auf andere Inhalte gerichtet, ist es seiner psychologischen Natur nach doch nichts anderes als der »kategorische Imperativ« *Kants*, der zwangsartig wirken will und jede bewußte Motivierung ablehnt. Der Totemismus hingegen ist eine unserem heutigen Fühlen entfremdete, in Wirklichkeit längst aufgegebene und durch neuere Formen ersetzte religiös-soziale Institution, welche nur geringfügige Spuren in Religion, Sitte und Gebrauch des Lebens der gegenwärtigen Kulturvölker hinterlassen hat, und selbst bei jenen Völkern große Verwandlungen erfahren mußte, welche ihm heute noch anhängen. Der soziale und technische Fortschritt der Menschheitsgeschichte hat dem Tabu weit weniger anhaben können als dem Totem. In diesem Buche ist der Versuch gewagt worden, den ursprünglichen Sinn des Totemismus aus seinen infantilen Spuren zu erraten, aus den Andeutungen, in denen er in der Entwicklung unserer eigenen Kinder wieder auftaucht. Die enge Verbindung zwischen Totem und Tabu weist die weiteren Wege zu der hier vertretenen Hypothese, und wenn diese am Ende recht unwahrscheinlich ausgefallen ist, so ergibt dieser Charakter nicht einmal einen Einwand gegen die Möglichkeit, daß sie mehr oder weniger nahe an die schwierig zu rekonstruierende Wirklichkeit herangerückt sein könnte.

Rom, im September 1913.

I

DIE INZESTSCHEU

Den Menschen der Vorzeit kennen wir in den Entwicklungsstadien, die er durchlaufen hat, durch die unbelebten Denkmäler und Geräte, die er uns hinterlassen, durch die Kunde von seiner Kunst, seiner Religion und Lebensanschauung, die wir entweder direkt oder auf dem Wege der Tradition in Sagen, Mythen und Märchen erhalten haben, durch die Überreste seiner Denkweisen in unseren eigenen Sitten und Gebräuchen. Außerdem aber ist er noch in gewissem Sinne unser Zeitgenosse; es leben Menschen, von denen wir glauben, daß sie den Primitiven noch sehr nahe stehen, viel näher als wir, in denen wir daher die direkten Abkömmlinge und Vertreter der früheren Menschen erblicken. Wir urteilen so über die sogenannten Wilden und halbwilden Völker, deren Seelenleben ein besonderes Interesse für uns gewinnt, wenn wir in ihm eine gut erhaltene Vorstufe unserer eigenen Entwicklung erkennen dürfen.

Wenn diese Voraussetzung zutreffend ist, so wird eine Vergleichung der »Psychologie der Naturvölker«, wie die Völkerkunde sie lehrt, mit der Psychologie des Neurotikers, wie sie durch die Psychoanalyse bekannt geworden ist, zahlreiche Übereinstimmungen aufweisen müssen, und wird uns gestatten, bereits Bekanntes hier und dort in neuem Lichte zu sehen.

Aus äußeren wie aus inneren Gründen wähle ich für diese Vergleichung jene Völkerstämme, die von den Ethnographen als die zurückgebliebensten, armseligsten Wilden beschrieben worden sind, die Ureinwohner des jüngsten Kontinents, Australien, der uns auch in seiner Fauna soviel Archaisches, anderswo Untergegangenes, bewahrt hat.

Die Ureinwohner Australiens werden als eine besondere Rasse betrachtet, die weder physisch noch sprachlich Verwandtschaft mit ihren nächsten Nachbarn, den melanesischen, polynesischen und malaiischen Völkern, erkennen läßt. Sie bauen weder Häuser noch feste Hütten, bearbeiten den Boden nicht, halten keine Haustiere bis auf den Hund, kennen nicht einmal die Kunst der Töpferei. Sie nähren sich ausschließlich von dem Fleische aller möglichen Tiere, die sie erlegen, und von Wurzeln, die sie graben. Könige oder Häuptlinge sind bei ihnen unbekannt, die Versammlung der gereiften Männer entscheidet über die gemeinsamen Angelegenheiten. Es ist durchaus zweifelhaft, ob man ihnen Spuren von Religion in Form der Verehrung höherer Wesen zugestehen darf. Die Stämme im Innern des Kontinents, die infolge von Wasserarmut mit den härtesten Lebensbedingungen zu ringen haben, scheinen in allen Stücken primitiver zu sein als die der Küste nahewohnenden.

Von diesen armen, nackten Kannibalen werden wir gewiß nicht erwarten, daß sie im Geschlechtsleben in unserem Sinne sittlich seien, ihren sexuellen Trieben ein hohes Maß von Beschränkung auferlegt haben. Und doch erfahren wir. daß sie sich mit ausgesuchtester Sorgfalt und peinlichster Strenge die Verhütung inzestuöser Geschlechtsbeziehungen zum Ziele gesetzt haben. Ja ihre gesamte soziale Organisation scheint dieser Absicht zu dienen oder mit ihrer Erreichung in Beziehung gebracht worden zu sein.

An Stelle aller fehlenden religiösen und sozialen Institutionen findet sich bei den Australiern das System des *Totemismus*. Die australischen Stämme zerfallen in kleinere Sippen oder Clans, von denen sich jeder nach seinem *Totem* benennt. Was ist nun der Totem? In der Regel ein Tier, ein eßbares, harmloses oder gefährliches, gefürchtetes, seltener eine Pflanze oder eine Naturkraft (Regen, Wasser), welches in einem besonderen Verhältnis zu der ganzen Sippe steht. Der Totem ist erstens der Stammvater der Sippe, dann aber auch ihr Schutzgeist und Helfer, der ihnen Orakel sendet und, wenn er sonst gefährlich ist, seine Kinder kennt und verschont. Die Totemgenossen stehen dafür unter der heiligen, sich selbstwirkend strafenden Verpflichtung, ihren Totem nicht zu töten (vernichten) und sich seines Fleisches (oder des Genusses, den er sonst bietet) zu enthalten. Der Totemcharakter haftet nicht an einem Einzeltier oder Einzelwesen, sondern an allen Individuen der Gattung. Von Zeit zu Zeit werden Feste gefeiert, bei denen die Totemgenossen in zeremoniösen Tänzen die Bewegungen und Eigenheiten ihres Totem darstellen oder nachahmen.

Der Totem ist entweder in mütterlicher oder in väterlicher Linie erblich; die erstere Art ist möglicherweise überall die ursprüngliche und erst später durch die letztere abgelöst worden. Die Zugehörigkeit zum Totem ist die Grundlage aller sozialen Verpflichtungen des Australiers, setzt sich einerseits über die Stammesangehörigkeit hinaus und drängt anderseits die Blutsverwandtschaft zurück[1].

An Boden und Örtlichkeit ist der Totem nicht gebunden; die Totemgenossen wohnen voneinander getrennt und mit den Anhängern anderer Totem friedlich beisammen[2].

1. *Frazer,* Totemism and Exogamy, Bd. I, p. 53. *The totem bond is stronger than the bond of blood or family in the modern sense.*

2. Dieser knappste Extrakt des totemistischen Systems kann nicht ohne Erläuterungen und Einschränkungen bleiben: Der Name Totem ist in der Form *Totam* 1791 durch den Engländer *J. Long* von den Rothäuten Nordamerikas übernommen worden. Der Gegenstand selbst hat allmählich in der Wissenschaft großes Interesse gefunden und eine reichhaltige Literatur hervorgerufen, aus welcher ich als Hauptwerke das vierbändige Buch von *J. G. Frazer,* »Totemism and Exogamy«, 1910, und Bücher und Schriften von *Andrew Lang* (»The Secret of the Totem«, 1905) hervorhebe. Das Verdienst, die Bedeutung des Totemismus für die Urgeschichte der Menschheit erkannt zu haben, gebührt dem Schotten *J. Ferguson Mc Lennan* (1869/70). Totemistische Institutionen wurden oder werden heute noch außer bei den Australiern bei den Indianern Nordamerikas beobachtet, ferner bei den Völkern der ozeanischen Inselwelt, in Ostindien und in einem großen Teil von Afrika. Manche sonst schwer zu deutende Spuren und Überbleibsel lassen aber erschließen, daß der Totemismus einst auch bei den arischen und semitischen Urvölkern Europas und Asiens bestanden hat, so daß viele Forscher geneigt sind, eine notwendige und überall durchschrittene Phase der menschlichen Entwicklung in ihm zu erkennen.
Wie kamen die vorzeitlichen Menschen nur dazu, sich einen Totem beizulegen, d. h. die Abstammung von dem oder jenem Tier zur Grundlage ihrer sozialen Verpflichtungen und, wie wir hören werden, auch ihrer sexuellen Beschränkungen zu machen? Es gibt darüber zahlreiche Theorien, deren Übersicht der deutsche Leser in *Wundts* Völkerpsychologie (Bd. II, Mythus und Religion) finden kann, aber keine Einigung. Ich verspreche, das Problem des Totemismus demnächst zum Gegenstand einer besonderen Studie zu machen, in welcher dessen Lösung durch Anwendung psychoanalytischer Denkweise versucht werden soll. (Vgl. die vierte Abhandlung dieses Bandes.)
Aber nicht nur, daß die Theorie des Totemismus strittig ist, auch die Tatsachen desselben sind kaum in allgemeinen Sätzen auszusprechen, wie oben versucht wurde. Es gibt kaum eine Behauptung, zu welcher man nicht Ausnahmen oder Widersprüche hinzufügen müßte. Man darf aber nicht vergessen, daß auch die primitivsten und konservativsten Völker in gewissem Sinne alte Völker sind und eine lange Zeit hinter sich haben, in welcher das Ursprüngliche bei ihnen viel Entwicklung und Entstellung erfahren hat. So findet man den Totemismus heute bei den Völkern, die ihn noch zeigen, in den mannigfaltigsten Stadien des Verfalles, der Abbröckelung, des Überganges zu anderen sozialen und religiösen Institutionen, oder aber in stationären Ausgestaltungen, die sich weit genug von seinem ursprünglichen Wesen entfernt haben mögen. Die Schwierigkeit liegt dann darin, daß es nicht ganz leicht ist, zu entscheiden, was an den aktuellen Verhältnissen als getreues Abbild der sinnvollen Vergangenheit, was als sekundäre Entstellung derselben gefaßt werden darf.

Und nun müssen wir endlich jener Eigentümlichkeit des totemistischen Systems gedenken, wegen welcher auch das Interesse des Psychoanalytikers sich ihm zuwendet. Fast überall, wo der Totem gilt, besteht auch das Gesetz, daß *Mitglieder desselben Totem nicht in geschlechtliche Beziehungen zueinander treten, also auch einander nicht heiraten dürfen.* Das ist die mit dem Totem verbundene *Exogamie.*

Dieses streng gehandhabte Verbot ist sehr merkwürdig. Es wird durch nichts vorbereitet, was wir vom Begriff oder den Eigenschaften des Totem bisher erfahren haben; man versteht also nicht, wie es in das System des Totemismus hineingeraten ist. Wir verwundern uns darum nicht, wenn manche Forscher geradezu annehmen, die Exogamie habe ursprünglich – im Beginne der Zeiten und dem Sinne nach – nichts mit dem Totemismus zu tun, sondern sei ihm irgend einmal, als sich Heiratsbeschränkungen notwendig erwiesen, ohne tieferen Zusammenhang angefügt worden. Wie immer dem sein mag, die Vereinigung von Totemismus und Exogamie besteht und erweist sich als eine sehr feste.

Machen wir uns die Bedeutung dieses Verbots durch weitere Erörterungen klar.

a) Die Übertretung dieses Verbotes wird nicht einer sozusagen automatisch eintretenden Bestrafung der Schuldigen überlassen wie bei anderen Totemverboten (z. B. das Totemtier zu töten), sondern wird vom ganzen Stamme aufs energischeste geahndet, als gelte es eine die ganze Gemeinschaft bedrohende Gefahr oder eine sie bedrückende Schuld abzuwehren. Einige Sätze aus dem Buche von *Frazer*[1] mögen zeigen, wie ernst solche Verfehlungen von diesen nach unserem Maßstabe sonst recht unsittlichen Wilden behandelt werden.

»In Australia the regular penalty for sexual intercourse with a person of a forbidden clan is death. It matters not whether the woman be of the same local group or has been captured in war from another tribe; a man of the wrong clan who uses her as his wife is hunted down and killed by his clansmen, and so is the woman; though in some cases, if they succeed in eluding capture for a certain time, the offence may be condoned. In the Ta-Ta-thi tribe, New South Wales, in the rare cases which occur, the man is killed

1. *Frazer*, l. c. Bd. I, p. 54.

but the woman is only beaten or speared, or both, till she is nearly dead; the reason given for not actually killing her being that she was probably coerced. Even in casual amours the clan prohibitions are strictly observed, any violations of these prohibitions ›are regarded with the utmost abhorrence and are punished by death‹ (Howitt).«

b) Da dieselbe harte Bestrafung auch gegen flüchtige Liebschaften geübt wird, die nicht zur Kindererzeugung geführt haben, so werden andere, z. B. praktische Motive des Verbotes unwahrscheinlich.

c) Da der Totem hereditär ist und durch die Heirat nicht verändert wird, so lassen sich die Folgen des Verbotes etwa bei mütterlicher Erblichkeit leicht übersehen. Gehört der Mann z. B. einem Clan mit dem Totem Känguruh an und heiratet eine Frau vom Totem Emu, so sind die Kinder, Knaben und Mädchen, alle Emu. Einem Sohne dieser Ehe wird also durch die Totemregel der inzestuöse Verkehr mit seiner Mutter und seinen Schwestern, die Emu sind wie er, unmöglich gemacht[1].

d) Es bedarf aber nur einer Mahnung, um einzusehen, daß die mit dem Totem verbundene Exogamie mehr leistet, also mehr bezweckt, als die Verhütung des Inzests mit Mutter und Schwestern. Sie macht dem Manne auch die sexuelle Vereinigung mit allen Frauen seiner eigenen Sippe unmöglich, also mit einer Anzahl von weiblichen Personen, die ihm nicht blutsverwandt sind, indem sie alle diese Frauen wie Blutsverwandte behandelt. Die psychologische Berechtigung dieser großartigen Einschränkung, die weit über alles hinausgeht, was sich ihr bei zivilisierten Völkern an die Seite stellen läßt, ist zunächst nicht ersichtlich. Man glaubt nur zu verstehen, daß die Rolle des Totem (Tieres) als Ahnherrn dabei sehr ernst genommen wird. Alles, was von dem gleichen Totem abstammt, ist blutsverwandt, ist eine Familie, und in dieser Familie werden die entfernte-

1. Dem Vater, der Känguruh ist, wird aber — wenigstens durch dieses Verbot — der Inzest mit seinen Töchtern, die Emu sind, frei gelassen. Bei väterlicher Vererbung des Totem wäre der Vater Känguruh, die Kinder gleichfalls Känguruh, dem Vater würde dann der Inzest mit den Töchtern verboten sein, dem Sohne der Inzest mit der Mutter freibleiben. Diese Erfolge der Totemverbote ergeben einen Hinweis darauf, daß die mütterliche Vererbung älter ist als die väterliche, denn es liegt Grund vor anzunehmen, daß die Totemverbote vor allem gegen die inzestuösen Gelüste des Sohnes gerichtet sind.

sten Verwandtschaftsgrade als absolutes Hindernis der sexuellen Vereinigung anerkannt.

So zeigen uns denn diese Wilden einen ungewohnt hohen Grad von Inzestscheu oder Inzestempfindlichkeit, verbunden mit der von uns nicht gut verstandenen Eigentümlichkeit, daß sie die reale Blutsverwandtschaft durch die Totemverwandtschaft ersetzen. Wir dürfen indes diesen Gegensatz nicht allzusehr übertreiben und wollen im Gedächtnis behalten, daß die Totemverbote den realen Inzest als Spezialfall miteinschließen.

Auf welche Weise es dabei zum Ersatz der wirklichen Familie durch die Totemsippe gekommen, bleibt ein Rätsel, dessen Lösung vielleicht mit der Aufklärung des Totem selbst zusammenfällt. Man müßte freilich daran denken, daß bei einer gewissen über die Eheschranken hinausgehenden Freiheit des Sexualverkehrs die Blutsverwandtschaft und somit die Inzestverhütung so unsicher werden, daß man eine andere Fundierung des Verbotes nicht entbehren kann. Es ist darum nicht überflüssig, zu bemerken, daß die Sitten der Australier soziale Bedingungen und festliche Gelegenheiten anerkennen, bei denen das ausschließliche Eheanrecht eines Mannes auf ein Weib durchbrochen wird.

Der Sprachgebrauch dieser australischen Stämme[1] weist eine Eigentümlichkeit auf, welche unzweifelhaft in diesen Zusammenhang gehört. Die Verwandtschaftsbezeichnungen nämlich, deren sie sich bedienen, fassen nicht die Beziehung zwischen zwei Individuen, sondern zwischen einem Individuum und einer Gruppe ins Auge; sie gehören nach dem Ausdruck *L. H. Morgans* dem *»klassifizierenden« System* an. Das will heißen, ein Mann nennt »Vater« nicht nur seinen Erzeuger, sondern auch jeden anderen Mann, der nach den Stammessatzungen seine Mutter hätte heiraten und so sein Vater hätte werden können; er nennt »Mutter« jede andere Frau neben seiner Gebärerin, die ohne Verletzung der Stammesgesetze seine Mutter hätte werden können; er heißt »Brüder«, »Schwestern« nicht nur die Kinder seiner wirklichen Eltern, sondern auch die Kinder all der genannten Personen, die in der elterlichen Gruppenbeziehung zu ihm stehen, usw. Die Verwandtschaftsnamen, die zwei Australier

1. Sowie der meisten Totemvölker.

einander geben, deuten also nicht notwendig auf eine Blutsverwandtschaft zwischen ihnen hin, wie sie es nach unserem Sprachgebrauche müßten; sie bezeichnen viel mehr soziale als physische Beziehungen. Eine Annäherung an dieses klassifikatorische System findet sich bei uns etwa in der Kinderstube, wenn das Kind veranlaßt wird, jeden Freund und jede Freundin der Eltern als »Onkel« und »Tante« zu begrüßen, oder im übertragenen Sinn, wenn wir von »Brüdern in Apoll«, »Schwestern in Christo« sprechen.

Die Erklärung dieses für uns so sehr befremdenden Sprachgebrauches ergibt sich leicht, wenn man ihn als Rest und Anzeichen jener Heiratsinstitution auffaßt, die der Rev. *L. Fison »Gruppenehe«* genannt hat, deren Wesen darin besteht, daß eine gewisse Anzahl von Männern eheliche Rechte über eine gewisse Anzahl von Frauen ausübt. Die Kinder dieser Gruppenehe würden dann mit Recht einander als Geschwister betrachten, obwohl sie nicht alle von derselben Mutter geboren sind, und alle Männer der Gruppe für ihre Väter halten.

Obwohl manche Autoren, wie z. B. *Westermarck* in seiner »Geschichte der menschlichen Ehe«[1], sich den Folgerungen widersetzen, welche andere aus der Existenz der Gruppenverwandtschaftsnamen gezogen haben, so stimmen doch gerade die besten Kenner der australischen Wilden darin überein, daß die klassifikatorischen Verwandtschaftsnamen als Überrest aus Zeiten der Gruppenehe zu betrachten sind. Ja, nach *Spencer* und *Gillen*[2] läßt sich eine gewisse Form der Gruppenehe bei den Stämmen der *Urabunna* und der *Dieri* noch als heute bestehend feststellen. Die Gruppenehe sei also bei diesen Völkern der individuellen Ehe vorausgegangen und nicht geschwunden, ohne deutliche Spuren in Sprache und Sitten zurückzulassen.

Ersetzen wir aber die individuelle Ehe durch die Gruppenehe, so wird uns das scheinbare Übermaß von Inzestvermeidung, welches wir bei denselben Völkern angetroffen haben, begreiflich. Die Totemexogamie, das Verbot des sexuellen Verkehrs zwischen Mitgliedern desselben Clans, erscheint als das angemessene Mittel zur Verhütung des

1. 2. Aufl., 1902.
2. The Native Tribes of Central Australia, London 1899.

Gruppeninzestes, welches dann fixiert wurde und seine Motivierung um lange Zeiten überdauert hat.

Glauben wir so, die Heiratsbeschränkungen der Wilden Australiens in ihrer Motivierung verstanden zu haben, so müssen wir noch erfahren, daß die wirklichen Verhältnisse eine weit größere, auf den ersten Anblick verwirrende Kompliziertheit erkennen lassen. Es gibt nämlich nur wenige Stämme in Australien, die kein anderes Verbot als die Totemschranke zeigen. Die meisten sind derart organisiert, daß sie zunächst in zwei Abteilungen zerfallen, die man Heiratsklassen (englisch: *phrathries*) genannt hat. Jede dieser Heiratsklassen ist exogam und schließt eine Mehrzahl von Totemsippen ein. Gewöhnlich teilt sich noch jede Heiratsklasse in zwei Unterklassen *(subphrathries)*, der ganze Stamm also in vier; die Unterklassen stehen so zwischen den Phrathrien und den Totemsippen.

Das typische, recht häufig verwirklichte Schema der Organisation eines australischen Stammes sieht also folgendermaßen aus:

Phrathrien

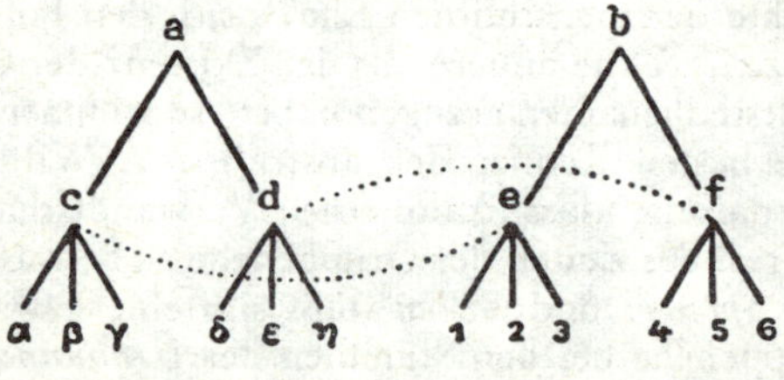

Die zwölf Totemsippen sind in vier Unterklassen und zwei Klassen untergebracht. Alle Abteilungen sind exogam[1]. Die Subklasse *c* bildet mit *e*, die Subklasse *d* mit *f* eine exogame Einheit. Der Erfolg, also die Tendenz, dieser Einrichtungen ist nicht zweifelhaft: es wird auf diesem Wege eine weitere Einschränkung der Heiratswahl und der sexuellen Freiheit herbeigeführt. Bestünden nur die zwölf Totemsippen, so wäre jedem Mitglied einer Sippe – bei Voraussetzung der gleichen Menschenanzahl in jeder Sippe – $^{11}/_{12}$ aller Frauen des Stammes zur Auswahl zugänglich. Die Existenz der beiden Phrathrien beschränkt diese Anzahl

1. Die Anzahl der Totem ist willkürlich gewählt.

auf $^6/_{12} = ^1/_2$; ein Mann vom Totem a kann nur eine Frau der Sippen 1 bis 6 heiraten. Bei Einführung der beiden Unterklassen sinkt die Auswahl auf $^3/_{12} = ^1/_4$; ein Mann vom Totem a muß seine Ehewahl auf die Frauen der Totem 4, 5, 6 beschränken.

Die historischen Beziehungen der Heiratsklassen – deren bei einigen Stämmen bis zu acht vorkommen – zu den Totemsippen sind durchaus ungeklärt. Man sieht nur, daß diese Einrichtungen dasselbe erreichen wollen wie die Totemexogamie und auch noch mehr anstreben. Aber während die Totemexogamie den Eindruck einer heiligen Satzung macht, die entstanden ist, man weiß nicht wie, also einer Sitte, scheinen die komplizierten Institutionen der Heiratsklassen, ihrer Unterteilungen und der daran geknüpften Bedingungen zielbewußter Gesetzgebung zu entstammen, die vielleicht die Aufgabe der Inzestverhütung neu aufnahm, weil der Einfluß des Totem im Nachlassen war. Und während das Totemsystem, wie wir wissen, die Grundlage aller anderen sozialen Verpflichtungen und sittlichen Beschränkungen des Stammes ist, erschöpft sich die Bedeutung der Phrathrien im allgemeinen in der durch sie angestrebten Regelung der Ehewahl.

In der weiteren Ausbildung des Heiratsklassensystems zeigt sich ein Bestreben, über die Verhütung des natürlichen und des Gruppeninzests hinauszugehen und Ehen zwischen entfernteren Gruppenverwandten zu verbieten, ähnlich wie es die katholische Kirche tat, indem sie die seit jeher für Geschwister geltenden Heiratsverbote auf die Vetternschaft ausdehnte und die geistlichen Verwandtschaftsgrade dazu erfand[1].

Es würde unserem Interesse wenig dienen, wenn wir in die außerordentlich verwickelten und ungeklärten Diskussionen über Herkunft und Bedeutung der Heiratsklassen, sowie über deren Verhältnis zum Totem, tiefer eindringen wollten. Für unsere Zwecke genügt der Hinweis auf die große Sorgfalt, welche die Australier sowie andere wilde Völker zur Verhütung des Inzests aufwenden[2]. Wir müssen sagen,

1. Artikel »Totemism« in Encyclopaedia Britannica. Elfte Auflage, 1911 *(A. Lang)*.

2. Auf diesen Punkt hat erst kürzlich *Storfer* in seiner Studie »Zur Sonderstellung des Vatermordes«, Schriften zur angewandten Seelenkunde, 12. Heft, Wien 1911, nachdrücklich aufmerksam gemacht.

diese Wilden sind selbst inzestempfindlicher als wir. Wahrscheinlich liegt ihnen die Versuchung näher, so daß sie eines ausgiebigeren Schutzes gegen dieselbe bedürfen.

Die Inzestscheu dieser Völker begnügt sich aber nicht mit der Aufrichtung der beschriebenen Institutionen, welche uns hauptsächlich gegen den Gruppeninzest gerichtet scheinen. Wir müssen eine Reihe von »Sitten« hinzunehmen, welche den individuellen Verkehr naher Verwandter in unserem Sinne behüten, die mit geradezu religiöser Strenge eingehalten werden, und deren Absicht uns kaum zweifelhaft erscheinen kann. Man kann diese Sitten oder Sittenverbote »Vermeidungen« *(avoidances)* heißen. Ihre Verbreitung geht weit über die australischen Totemvölker hinaus. Ich werde aber auch hier die Leser bitten müssen, mit einem fragmentarischen Ausschnitt aus dem reichen Material vorlieb zu nehmen.

In Melanesien richten sich solche einschränkende Verbote gegen den Verkehr des Knaben mit Mutter und Schwestern. So z. B. verläßt auf *Lepers Island*, einer der *Neuhebriden*, der Knabe von einem bestimmten Alter an das mütterliche Heim und übersiedelt ins »Klubhaus«, wo er jetzt regelmäßig schläft und seine Mahlzeiten einnimmt. Er darf sein Heim zwar noch besuchen, um dort Nahrung zu verlangen; wenn aber seine Schwester zu Hause ist, muß er fortgehen, ehe er gegessen hat; ist keine Schwester anwesend, so darf er sich in der Nähe der Türe zum Essen niedersetzen. Begegnen sich Bruder und Schwester zufällig im Freien, so muß sie weglaufen oder sich seitwärts verstecken. Wenn der Knabe gewisse Fußspuren im Sande als die seiner Schwester erkennt, so wird er ihnen nicht folgen, ebensowenig wie sie den seinigen. Ja, er wird nicht einmal ihren Namen aussprechen und wird sich hüten, ein geläufiges Wort zu gebrauchen, wenn es als Bestandteil in ihrem Namen enthalten ist. Diese Vermeidung, die mit der Pubertätszeremonie beginnt, wird über das ganze Leben festgehalten. Die Zurückhaltung zwischen einer Mutter und ihrem Sohne nimmt mit den Jahren zu, ist übrigens überwiegend auf Seite der Mutter. Wenn sie ihm etwas zu essen bringt, reicht sie es ihm nicht selbst, sondern stellt es vor ihn hin, sie redet ihn auch nicht vertraut an, sagt ihm – nach unserem Sprachgebrauch – nicht »Du«, sondern »Sie«. Ähnliche Gebräuche herrschen in *Neukaledonien.* Wenn Bruder und Schwester einander begegnen, so flüchtet sie ins Gebüsch, und er geht vorüber, ohne den Kopf nach ihr zu wenden[1].

Auf der *Gazellen-Halbinsel* in *Neubritannien* darf eine Schwester von ihrer Heirat an mit ihrem Bruder nicht mehr sprechen, sie spricht auch seinen Namen nicht mehr aus, sondern bezeichnet ihn mit einer Umschreibung[2].

Auf *Neumecklenburg* werden Vetter und Base (obwohl nicht jeder Art) von solchen Beschränkungen getroffen, ebenso aber Bruder und Schwester. Sie dürfen sich einander nicht nähern, einander nicht die Hand geben, keine Geschenke machen, dürfen aber in der Entfernung von einigen Schritten miteinander sprechen. Die Strafe für den Inzest mit der Schwester ist der Tod durch Erhängen[3].

Auf den *Fiji-Inseln* sind diese Vermeidungsregeln besonders strenge; sie betreffen dort nicht nur die blutsverwandte, sondern selbst die Gruppenschwester. Um so sonderbarer berührt es uns, wenn wir hören, daß diese Wilden heilige Orgien kennen, in denen eben diese verbotenen Verwandtschaftsgrade die geschlechtliche Vereinigung aufsuchen, wenn wir es nicht vorziehen, diesen Gegensatz zur Aufklärung des Verbotes zu verwenden, anstatt uns über ihn zu verwundern[4].

Unter den *Battas* auf *Sumatra* betreffen die Vermeidungsgebote alle nahen Verwandtschaftsbeziehungen. Es wäre für einen *Batta* z. B. höchst anstößig, seine eigene Schwester zu einer Abendgesellschaft zu begleiten. Ein Battabruder wird sich in Gesellschaft seiner Schwester unbehaglich fühlen, selbst wenn noch andere Personen mit anwesend sind. Wenn der eine von ihnen ins Haus kommt, so zieht es der andere Teil vor, wegzugehen. Ein Vater wird auch nicht allein im Hause mit seiner Tochter bleiben, ebensowenig wie eine Mutter mit ihrem Sohne. Der holländische Missionär, der

1. *R. H. Codrington,* »The Melanesians« bei *Frazer,* »Totemism and Exogamy«, Bd. I, p. 77.

2. *Frazer,* l. c. II, p. 124, nach *Kleintitschen,* Die Küstenbewohner der Gazellen-Halbinsel.

3. *Frazer,* l. c. II, p. 131, nach *P. G. Peckel* in Anthropos, 1908.

4. *Frazer,* l. c. II, p. 147, nach Rev. *L. Fison.*

über diese Sitten berichtet, fügt hinzu, er müsse sie leider für sehr wohlbegründet halten. Es wird bei diesem Volke ohneweiters angenommen, daß ein Alleinsein eines Mannes mit einer Frau zu ungehöriger Intimität führen werde, und da sie vom Verkehr naher Blutsverwandter alle möglichen Strafen und üblen Folgen erwarten, tun sie recht daran, allen Versuchungen durch solche Verbote auszuweichen[1].

Bei den *Barongos* an der *Delagoa*-Bucht in Afrika gelten merkwürdigerweise die strengsten Vorsichten der Schwägerin, der Frau des Bruders der eigenen Frau. Wenn ein Mann diese ihm gefährliche Person irgendwo begegnet, so weicht er ihr sorgsam aus. Er wagt es nicht, aus einer Schüssel mit ihr zu essen, er spricht sie nur zagend an, getraut sich nicht, in ihre Hütte einzutreten, und begrüßt sie nur mit zitternder Stimme[2].

Bei den *Akamba* (oder *Wakamba*) in Britisch-Ostafrika herrscht ein Gebot der Vermeidung, welches man häufiger anzutreffen erwartet hätte. Ein Mädchen muß zwischen ihrer Pubertät und ihrer Verheiratung dem eigenen Vater sorgfältig ausweichen. Sie versteckt sich, wenn sie ihn auf der Straße begegnet, sie versucht es niemals, sich neben ihn hinzusetzen, und benimmt sich so bis zum Moment ihrer Verlobung. Von der Heirat an ist ihrem Verkehr mit dem Vater kein Hindernis mehr in den Weg gelegt[3].

Die bei weitem verbreitetste, strengste und auch für zivilisierte Völker interessanteste Vermeidung ist die, welche den Verkehr zwischen einem Manne und seiner Schwiegermutter einschränkt. Sie ist in Australien ganz allgemein, ist aber auch bei den melanesischen, polynesischen und den Negervölkern Afrikas in Kraft, soweit die Spuren des Totemismus und der Gruppenverwandtschaft reichen, und wahrscheinlich noch darüber hinaus. Bei manchen dieser Völker bestehen ähnliche Verbote gegen den harmlosen Verkehr einer Frau mit ihrem Schwiegervater, doch sind sie lange nicht so konstant und so ernsthaft. In vereinzelten Fällen werden beide Schwiegereltern Gegenstand der Vermeidung.

1. *Frazer*, l. c. II, p. 189.
2. *Frazer*, l. c. II, p. 388, nach *Junod*.
3. *Frazer*, l. c. II, p. 424.

Da wir uns weniger für die ethnographische Verbreitung als für den Inhalt und die Absicht der Schwiegermuttervermeidung interessieren, werde ich mich auch hier auf die Wiedergabe weniger Beispiele beschränken.

Auf den *Banks-Inseln* sind diese Gebote sehr strenge und peinlich genau. Ein Mann wird die Nähe seiner Schwiegermutter meiden, wie sie die seinige. Wenn sie einander zufällig auf einem Pfade begegnen, so tritt das Weib zur Seite und wendet ihm den Rücken, bis er vorüber ist, oder er tut das nämliche.

In *Vanna Lava (Port Patteson)* wird ein Mann nicht einmal hinter seiner Schwiegermutter am Strande einhergehen, ehe die steigende Flut nicht die Spur ihrer Fußtritte im Sande weggeschwemmt hat. Doch dürfen sie aus einer gewissen Entfernung miteinander sprechen. Es ist ganz ausgeschlossen, daß er je den Namen seiner Schwiegermutter ausspricht oder sie den ihres Schwiegersohnes[1].

Auf den *Salomons-Inseln* darf der Mann von seiner Heirat an seine Schwiegermutter weder sehen noch mit ihr sprechen. Wenn er ihr begegnet, tut er nicht, als ob er sie kennen würde, sondern läuft, so schnell er kann, davon. um sich zu verstecken[2].

Bei den *Zulukaffern* verlangt die Sitte, daß ein Mann sich seiner Schwiegermutter schäme, daß er alles tue, um ihrer Gesellschaft auszuweichen. Er tritt nicht in die Hütte ein, in der sie sich befindet, und wenn sie einander begegnen, geht er oder sie beiseite, etwa indem sie sich hinter einem Busch versteckt, während er seinen Schild vors Gesicht hält. Wenn sie einander nicht ausweichen können und das Weib nichts anderes hat, um sich zu verhüllen, so bindet sie wenigstens ein Grasbüschel um ihren Kopf, damit dem Zeremoniell Genüge getan sei. Der Verkehr zwischen ihnen muß entweder durch eine dritte Person besorgt werden, oder sie dürfen aus einiger Entfernung einander zuschreien, wenn sie irgend eine Schranke, z. B. die Einfassung des Kraals, zwischen sich haben. Keiner von ihnen darf den Namen des andern in den Mund nehmen[3].

1. *Frazer*, l. c. II, p. 76.
2. *Frazer*, l. c. II, p. 117, nach *C. Ribbe*, Zwei Jahre unter den Kannibalen der Salomons-Inseln, 1905.
3. *Frazer*, l. c. II, p. 385.

Bei den *Basoga,* einem Negerstamme im Quellengebiete des Nils, darf ein Mann zu seiner Schwiegermutter nur sprechen, wenn sie in einem anderen Raume des Hauses ist und von ihm nicht gesehen wird. Dieses Volk verabscheut übrigens den Inzest so sehr, daß es ihn selbst bei Haustieren nicht straflos läßt[1].

Während Absicht und Bedeutung der anderen Vermeidungen zwischen nahen Verwandten einem Zweifel nicht unterliegen, so daß sie von allen Beobachtern als Schutzmaßregeln gegen den Inzest aufgefaßt werden, haben die Verbote, welche den Verkehr mit der Schwiegermutter betreffen, von manchen Seiten eine andere Deutung erfahren. Es erschien mit Recht unverständlich, daß alle diese Völker so große Angst vor der Versuchung zeigen sollten, die dem Manne in der Gestalt einer älteren Frau entgegentritt, welche seine Mutter sein könnte, ohne es wirklich zu sein[2].

Diese Einwendung wurde auch gegen die Auffassung von *Fison* erhoben, der darauf aufmerksam machte, daß gewisse Heiratsklassensysteme darin eine Lücke zeigen, daß sie die Ehe zwischen einem Manne und seiner Schwiegermutter nicht theoretisch unmöglich machen; es hätte darum einer besonderen Sicherung gegen diese Möglichkeit bedurft.

Sir *J. Lubbock* führt in seinem Werke »Origin of civilisation« das Benehmen der Schwiegermutter gegen den Schwiegersohn auf die einstige Raubehe *(marriage by capture)* zurück. »Solange der Frauenraub wirklich bestand, wird auch die Entrüstung der Eltern ernsthaft genug gewesen sein. Als von dieser Form der Ehe nur mehr Symbole übrig waren, wurde auch die Entrüstung der Eltern symbolisiert, und diese Sitte hielt noch an, nachdem ihre Herkunft vergessen war.« Es wird *Crawley* leicht, zu zeigen, wie wenig dieser Erklärungsversuch die Einzelheiten der tatsächlichen Beobachtung deckt.

E. B. Tylor meint, die Behandlung des Schwiegersohnes von seiten der Schwiegermutter sei nichts anderes als eine Form der »Nichtanerkennung« *(cutting)* von seiten der Familie der Frau. Der Mann gilt als Fremder, und dies so lange, bis das erste Kind geboren wird. Allein abgesehen von den

1. *Frazer,* l. c. II, p. 461.
2. *V. Crawley,* The Mystic Rose. London 1902, p. 405.

Fällen, in denen letztere Bedingung das Verbot nicht aufhebt, unterliegt diese Erklärung dem Einwand, daß sie die Orientierung der Sitte auf das Verhältnis zwischen Schwiegersohn und Schwiegermutter nicht aufhellt, also den geschlechtlichen Faktor übersieht, und daß sie dem Moment des geradezu heiligen Abscheus nicht Rechnung trägt, welcher in den Vermeidungsgeboten zum Ausdruck kommt[1]. Eine Zulufrau, die nach der Begründung des Verbotes gefragt wurde, gab die von Zartgefühl getragene Antwort: Es ist nicht recht, daß er die Brüste sehen soll, die seine Frau gesäugt haben[2].

Es ist bekannt, daß das Verhältnis zwischen Schwiegersohn und Schwiegermutter auch bei den zivilisierten Völkern zu den heikeln Seiten der Familienorganisation gehört. Es bestehen in der Gesellschaft der weißen Völker Europas und Amerikas zwar keine Vermeidungsgebote mehr für die beiden, aber es würde oft viel Streit und Unlust vermieden. wenn solche noch als Sitte bestünden und nicht von den einzelnen Individuen wieder aufgerichtet werden müßten. Manchen Europäern mag es als ein Akt hoher Weisheit erscheinen, daß die wilden Völker durch ihre Vermeidungsgebote die Herstellung eines Einvernehmens zwischen den beiden so nahe verwandt gewordenen Personen von vornherein ausgeschlossen haben. Es ist kaum zweifelhaft, daß in der psychologischen Situation von Schwiegermutter und Schwiegersohn etwas enthalten ist, was die Feindseligkeit zwischen ihnen befördert und ihr Zusammenleben erschwert. Daß der Witz der zivilisierten Völker gerade das Schwiegermutterthema so gern zum Objekt nimmt, scheint mir darauf hinzudeuten, daß die Gefühlsrelationen zwischen den beiden außerdem Komponenten führen, die in scharfem Gegensatz zueinander stehen. Ich meine, daß dies Verhältnis eigentlich ein »ambivalentes«, aus widerstreitenden, zärtlichen und feindseligen Regungen zusammengesetztes ist.

Ein gewisser Anteil dieser Regungen liegt klar zutage: Von seiten der Schwiegermutter die Abneigung, auf den Besitz der Tochter zu verzichten, das Mißtrauen gegen den Fremden,

1. *Crawley*, l. c., p. 407.

2. *Crawley*, l. c., p. 401, nach *Leslie*, Among the Zulus and Amatongas, 1875.

dem sie überantwortet ist, die Tendenz, eine herrschende Position zu behaupten, in die sie sich im eigenen Hause eingelebt hatte. Von seiten des Mannes die Entschlossenheit, sich keinem fremden Willen mehr unterzuordnen, die Eifersucht gegen alle Personen, die vor ihm die Zärtlichkeit seines Weibes besaßen, und – *last not least* – die Abneigung dagegen, sich in der Illusion der Sexualüberschätzung stören zu lassen. Eine solche Störung geht wohl zumeist von der Person der Schwiegermutter aus, die ihn durch so viele gemeinsame Züge an die Tochter mahnt und doch all der Reize der Jugend, Schönheit und psychischen Frische entbehrt, welche ihm seine Frau wertvoll machen.

Die Kenntnis versteckter Seelenregungen, welche die psychoanalytische Untersuchung einzelner Menschen verleiht, gestattet uns, zu diesen Motiven noch andere hinzuzufügen. Wo die psychosexuellen Bedürfnisse der Frau in der Ehe und im Familienleben befriedigt werden sollen, da droht ihr immer die Gefahr der Unbefriedigung durch den frühzeitigen Ablauf der ehelichen Beziehung und die Ereignislosigkeit in ihrem Gefühlsleben. Die alternde Mutter schützt sich davor durch Einfühlung in ihre Kinder, Identifizierung mit ihnen, indem sie deren gefühlsbetonte Erlebnisse zu den eigenen macht. Man sagt, die Eltern bleiben jung mit ihren Kindern; es ist dies in der Tat einer der wertvollsten seelischen Gewinste, den Eltern aus ihren Kindern ziehen. Im Falle der Kinderlosigkeit entfällt so eine der besten Möglichkeiten, die für die eigene Ehe erforderliche Resignation zu ertragen. Diese Einfühlung in die Tochter geht bei der Mutter leicht so weit, daß sie sich in den von ihr geliebten Mann – mitverliebt, was in grellen Fällen infolge des heftigen seelischen Sträubens gegen diese Gefühlsanlage zu schweren Formen neurotischer Erkrankung führt. Eine Tendenz zu solcher Verliebtheit ist bei der Schwiegermutter jedenfalls sehr häufig, und entweder diese selbst oder die ihr entgegenarbeitende Strebung schließen sich dem Gewühle der miteinander ringenden Kräfte in der Seele der Schwiegermutter an. Recht häufig wird gerade die unzärtliche, sadistische Komponente der Liebeserregung dem Schwiegersohne zugewendet, um die verpönte, zärtliche um so sicherer zu unterdrücken.

Für den Mann kompliziert sich das Verhältnis zur Schwiegermutter durch ähnliche Regungen, die aber aus anderen Quellen stammen. Der Weg der Objektwahl hat ihn regulärerweise über das Bild seiner Mutter, vielleicht noch seiner Schwester, zu seinem Liebesobjekt geführt; infolge der Inzestschranke glitt seine Vorliebe von beiden teuren Personen seiner Kindheit ab, um bei einem fremden Objekt nach deren Ebenbild zu landen. An Stelle der eigenen Mutter und Mutter seiner Schwester sieht er nun die Schwiegermutter treten; es entwickelt sich eine Tendenz, in die vorzeitliche Wahl zurückzusinken, aber dieser widerstrebt alles in ihm. Seine Inzestscheu fordert, daß er an die Genealogie seiner Liebeswahl nicht erinnert werde; die Aktualität der Schwiegermutter, die er nicht wie die Mutter von jeher gekannt hat, so daß ihr Bild im Unbewußten unverändert bewahrt werden konnte, macht ihm die Ablehnung leicht. Ein besonderer Zusatz von Reizbarkeit und Gehässigkeit zur Gefühlsmischung läßt uns vermuten, daß die Schwiegermutter tatsächlich eine Inzestversuchung für den Schwiegersohn darstellt, so wie es anderseits nicht selten vorkommt, daß sich ein Mann manifesterweise zunächst in seine spätere Schwiegermutter verliebt, ehe seine Neigung auf deren Tochter übergeht.

Ich sehe keine Abhaltung von der Annahme, daß es gerade dieser, der inzestuöse Faktor des Verhältnisses ist, welcher die Vermeidung zwischen Schwiegersohn und Schwiegermutter bei den Wilden motiviert. Wir würden also in der Aufklärung der so streng gehandhabten »Vermeidungen« dieser primitiven Völker die ursprünglich von *Fison* geäußerte Meinung bevorzugen, die in diesen Vorschriften wiederum nur einen Schutz gegen den möglichen Inzest erblickt. Das nämliche würde für alle anderen Vermeidungen zwischen Bluts- und Heiratsverwandten gelten. Nur bliebe der Unterschied, daß im ersteren Falle der Inzest ein direkter ist, die Verhütungsabsicht eine bewußte sein könnte; im anderen Falle, der das Schwiegermutterverhältnis mit einschließt, wäre der Inzest eine Phantasieversuchung, ein durch unbewußte Zwischenglieder vermittelter.

Wir haben in den vorstehenden Ausführungen wenig Gelegenheit gehabt zu zeigen, daß die Tatsachen der Völkerpsychologie durch die Anwendung der psychoanalytischen Betrachtung in neuem Verständnis gesehen werden können, denn die Inzestscheu der Wilden ist längst als solche erkannt worden und bedarf keiner weiteren Deutung. Was wir zu ihrer Würdigung hinzufügen können, ist die Aussage, sie sei ein exquisit infantiler Zug und eine auffällige Übereinstimmung mit dem seelischen Leben des Neurotikers. Die Psychoanalyse hat uns gelehrt, daß die erste sexuelle Objektwahl des Knaben eine inzestuöse ist, den verpönten Objekten, Mutter und Schwester, gilt, und hat uns auch die Wege kennen gelehrt, auf denen sich der Heranwachsende von der Anziehung des Inzests frei macht. Der Neurotiker repräsentiert uns aber regelmäßig ein Stück des psychischen Infantilismus, er hat es entweder nicht vermocht, sich von den kindlichen Verhältnissen der Psychosexualität zu befreien, oder er ist zu ihnen zurückgekehrt. (Entwicklungshemmung und Regression.) In seinem unbewußten Seelenleben spielen darum noch immer oder wiederum die inzestuösen Fixierungen der Libido eine Hauptrolle. Wir sind dahin gekommen, das vom Inzestverlangen beherrschte Verhältnis zu den Eltern für den *Kernkomplex* der Neurose zu erklären. Die Aufdeckung dieser Bedeutung des Inzests für die Neurose stößt natürlich auf den allgemeinsten Unglauben der Erwachsenen und Normalen; dieselbe Ablehnung wird z. B. auch den Arbeiten von *Otto Rank* entgegentreten, die in immer größerem Ausmaß dartun, wie sehr das Inzestthema im Mittelpunkte des dichterischen Interesses steht und in ungezählten Variationen und Entstellungen der Poesie den Stoff liefert. Wir sind genötigt zu glauben, daß solche Ablehnung vor allem ein Produkt der tiefen Abneigung des Menschen gegen seine einstigen, seither der Verdrängung verfallenen Inzestwünsche ist. Es ist uns darum nicht unwichtig, an den wilden Völkern zeigen zu können, daß sie die zur späteren Unbewußtheit bestimmten Inzestwünsche des Menschen noch als bedrohlich empfinden und der schärfsten Abwehrmaßregeln für würdig halten.

II

DAS TABU UND DIE AMBIVALENZ DER GEFÜHLSREGUNGEN

I

Tabu ist ein polynesisches Wort, dessen Übersetzung uns Schwierigkeiten bereitet, weil wir den damit bezeichneten Begriff nicht mehr besitzen. Den alten Römern war er noch geläufig, ihr *sacer* war dasselbe wie das Tabu der Polynesier. Auch das *ἄγος* der Griechen, das *Kodausch* der Hebräer muß das nämliche bedeutet haben, was die Polynesier durch ihr Tabu, viele Völker in Amerika, Afrika (Madagaskar), Nord- und Zentral-Asien durch analoge Bezeichnungen ausdrücken.

Uns geht die Bedeutung des Tabu nach zwei entgegengesetzten Richtungen auseinander. Es heißt uns einerseits: heilig, geweiht, anderseits: unheimlich, gefährlich, verboten, unrein. Der Gegensatz von Tabu heißt im Polynesischen *noa* = gewöhnlich, allgemein zugänglich. Somit haftet am Tabu etwas wie der Begriff einer Reserve, das Tabu äußert sich auch wesentlich in Verboten und Einschränkungen. Unsere Zusammensetzung »heilige Scheu« würde sich oft mit dem Sinn des Tabu decken.

Die Tabubeschränkungen sind etwas anderes als die religiösen oder moralischen Verbote. Sie werden nicht auf das Gebot eines Gottes zurückgeführt, sondern verbieten sich eigentlich von selbst; von den Moralverboten scheidet sie das Fehlen der Einreihung in ein System, welches ganz allgemein Enthaltungen für notwendig erklärt und diese Notwendigkeit auch begründet. Die Tabuverbote entbehren jeder Begründung; sie sind unbekannter Herkunft; für uns unverständlich, erscheinen sie jenen selbstverständlich, die unter ihrer Herrschaft stehen.

Wundt[1] nennt das Tabu den ältesten ungeschriebenen Gesetzeskodex der Menschheit. Es wird allgemein angenom-

1. Völkerpsychologie, II. Bd. »Mythus und Religion«, 1906, II, p. 308.

men, daß das Tabu älter ist als die Götter und in die Zeiten vor jeder Religion zurückreicht.

Da wir einer unparteiischen Darstellung des Tabu bedürfen, um dieses der psychoanalytischen Betrachtung zu unterziehen, lasse ich nun einen Auszug aus dem Artikel *»taboo«* der »Encyclopaedia Britannica«[1] folgen, der den Anthropologen *Northcote W. Thomas* zum Verfasser hat.

»Streng genommen umfaßt tabu nur *a)* den heiligen (oder unreinen) Charakter von Personen oder Dingen, *b)* die Art der Beschränkung, welche sich aus diesem Charakter ergibt, und *c)* die Heiligkeit (oder Unreinheit), welche aus der Verletzung dieses Verbotes hervorgeht. Das Gegenteil von tabu heißt in Polynesien ›*noa*‹, was ›gewöhnlich‹ oder ›gemein‹ bedeutet ...«

»In einem weiteren Sinne kann man verschiedene Arten von Tabu unterscheiden: 1. Ein *natürliches* oder direktes Tabu, welches das Ergebnis einer geheimnisvollen Kraft *(Mana)* ist, die an einer Person oder Sache haftet; 2. ein *mitgeteiltes* oder indirektes Tabu, das auch von jener Kraft ausgeht, aber entweder *a)* erworben ist, oder *b)* von einem Priester, Häuptling oder sonst jemandem übertragen; endlich 3. ein Tabu, das zwischen den beiden anderen die Mitte hält, wenn nämlich beide Faktoren in Betracht kommen, wie z. B. bei der Aneignung eines Weibes durch einen Mann. Der Name Tabu wird auch auf andere rituelle Beschränkungen angewendet, aber man sollte alles, was besser religiöses Verbot heißen könnte, nicht zum Tabu rechnen.«

»Die Ziele des Tabu sind mannigfacher Art: Direkte Tabu bezwecken *a)* den Schutz bedeutsamer Personen wie Häuptlinge, Priester und Gegenstände u. dgl. gegen mögliche Schädigung; *b)* die Sicherung der Schwachen – Frauen, Kinder und gewöhnlicher Menschen im allgemeinen – gegen das mächtige Mana (die magische Kraft) der Priester und Häuptlinge; *c)* den Schutz gegen Gefahren, die mit der Berührung von Leichen, mit dem Genuß gewisser Speisen usw. verbunden sind; *d)* die Versicherung gegen die Störung wichtiger Lebensakte wie Geburt, Männerweihe, Heirat, sexuelle Tätigkeiten; *e)* den Schutz menschlicher Wesen gegen die Macht oder den Zorn von Göttern und

1. Elfte Auflage, 1911. – Daselbst auch die wichtigsten Literaturnachweise.

Dämonen[1]; *f)* die Behütung Ungeborener und kleiner Kinder gegen die mannigfachen Gefahren, die ihnen infolge ihrer besonderen sympathetischen Abhängigkeit von ihren Eltern drohen, wenn diese z. B. gewisse Dinge tun oder Speisen zu sich nehmen, deren Genuß den Kindern besondere Eigenschaften übertragen könnte. Eine andere Verwendung des Tabu ist die zum Schutze des Eigentums einer Person, ihrer Werkzeuge, ihres Feldes usw. gegen Diebe.«

»Die Strafe für die Übertretung eines Tabu wird wohl ursprünglich einer inneren, automatisch wirkenden Einrichtung überlassen. Das verletzte Tabu rächt sich selbst. Wenn Vorstellungen von Göttern und Dämonen hinzukommen, mit denen das Tabu in Beziehung tritt, so wird von der Macht der Gottheit eine automatische Bestrafung erwartet. In anderen Fällen, wahrscheinlich infolge einer weiteren Entwicklung des Begriffes, übernimmt die Gesellschaft die Bestrafung des Verwegenen, dessen Vorgehen seine Genossen in Gefahr gebracht hat. So knüpfen auch die ersten Strafsysteme der Menschheit an das Tabu an.«

»Wer ein Tabu übertreten hat, der ist dadurch selbst tabu geworden. Gewisse Gefahren, die aus der Verletzung eines Tabu entstehen, können durch Bußhandlungen und Reinigungszeremonien beschworen werden.«

»Als die Quelle des Tabu wird eine eigentümliche Zauberkraft angesehen, die an Personen und Geistern haftet und von ihnen aus durch unbelebte Gegenstände hindurch übertragen werden kann. Personen oder Dinge, die tabu sind, können mit elektrisch geladenen Gegenständen verglichen werden; sie sind der Sitz einer furchtbaren Kraft, welche sich durch Berührung mitteilt und mit unheilvollen Wirkungen entbunden wird, wenn der Organismus, der die Entladung hervorruft, zu schwach ist, ihr zu widerstehen. Der Erfolg einer Verletzung des Tabu hängt also nicht nur von der Intensität der magischen Kraft ab, die an dem Tabuobjekt haftet, sondern auch von der Stärke des Mana, die sich dieser Kraft bei dem Frevler entgegensetzt. So sind z. B. Könige und Priester Inhaber einer großartigen Kraft, und es wäre Tod für ihre Untertanen, in unmittelbare Berüh-

1. Diese Verwendung des Tabu kann auch als eine nicht ursprüngliche in diesem Zusammenhange beiseite gelassen werden.

rung mit ihnen zu treten, aber ein Minister oder eine andere Person von mehr als gewöhnlichem Mana kann ungefährdet mit ihnen verkehren, und diese Mittelspersonen können wiederum ihren Untergebenen ihre Annäherung gestatten, ohne sie in Gefahr zu bringen. Auch mitgeteilte Tabu hängen in ihrer Bedeutung von dem Mana der Person ab, von der sie ausgehen; wenn ein König oder Priester ein Tabu auferlegt, ist es wirksamer, als wenn es von einem gewöhnlichen Menschen käme.«

Die Übertragbarkeit eines Tabu ist wohl jener Charakter, der dazu Veranlassung gegeben hat, seine Beseitigung durch Sühnezeremonien zu versuchen.

»Es gibt permanente und zeitweilige Tabu. Priester und Häuptlinge sind das erstere, ebenso Tote und alles, was zu ihnen gehört hat. Zeitweilige Tabu schließen sich an gewisse Zustände an, so an die Menstruation und das Kindbett, an den Stand des Kriegers vor und nach der Expedition, an die Tätigkeiten des Fischens und Jagens u. dgl. Ein allgemeines Tabu kann auch wie das kirchliche Interdikt über einen großen Bezirk verhängt werden und dann jahrelang anhalten.«

Wenn ich die Eindrücke meiner Leser richtig abzuschätzen weiß, so getraue ich mich jetzt der Behauptung, sie wüßten nach all diesen Mitteilungen über das Tabu erst recht nicht, was sie sich darunter vorzustellen haben, und wo sie es in ihrem Denken unterbringen können. Dies ist sicherlich die Folge der ungenügenden Information, die sie von mir erhalten haben, und des Wegfalls aller Erörterungen über die Beziehung des Tabu zum Aberglauben, zum Seelenglauben und zur Religion. Aber anderseits fürchte ich, eine eingehendere Schilderung dessen, was man über das Tabu weiß, hätte noch verwirrender gewirkt, und darf versichern, daß die Sachlage in Wirklichkeit recht undurchsichtig ist. Es handelt sich also um eine Reihe von Einschränkungen, denen sich diese primitiven Völker unterwerfen; dies und jenes ist verboten, sie wissen nicht warum, es fällt ihnen auch nicht ein, danach zu fragen, sondern sie unterwerfen sich ihnen wie selbstverständlich und sind überzeugt, daß eine Übertretung sich von selbst auf die härteste Weise strafen wird. Es liegen zuverlässige Berichte vor, daß die unwissentliche Übertretung eines solchen Verbotes sich tatsächlich automatisch gestraft hat. Der unschuldige Missetäter, der z. B. von einem ihm verbotenen Tier gegessen hat, wird tief deprimiert, erwartet seinen Tod und stirbt dann in allem Ernst. Die Verbote betreffen meist Genußfähigkeit, Bewegungs- und Verkehrsfreiheit; sie scheinen in manchen Fällen sinnreich, sollen offenbar Enthaltungen und Entsagungen bedeuten, in anderen Fällen sind sie ihrem Inhalt nach ganz unverständlich, betreffen wertlose Kleinigkeiten, scheinen ganz von der Art eines Zeremoniells zu sein. All diesen Verboten scheint etwas wie eine Theorie zugrunde zu liegen, als ob die Verbote notwendig wären, weil gewissen Personen und Dingen eine gefährliche Kraft zu eigen ist, die sich durch Berührung mit dem so geladenen Objekt überträgt, fast wie eine Ansteckung. Es wird auch die Quantität dieser gefährlichen Eigenschaft in Betracht gezogen. Der eine oder das eine hat mehr davon als der andere, und die Gefahr richtet sich geradezu nach der Differenz der Ladungen. Das Sonderbarste daran ist wohl, daß, wer es zustande gebracht hat, ein solches Verbot zu übertreten, selbst den Charakter des Verbotenen gewonnen, gleichsam die ganze gefährliche Ladung auf sich genommen hat. Diese Kraft haftet nun an allen Personen, die etwas Besonderes sind, wie Könige, Priester, Neugeborene, an allen Ausnahmezuständen, wie die körperlichen der Menstruation, der Pubertät, der Geburt, an allem Unheimlichen, wie Krankheit und Tod, und was kraft der Ansteckungs- oder Ausbreitungsfähigkeit damit zusammenhängt.

»Tabu« heißt aber alles, sowohl die Personen als auch die Örtlichkeiten, Gegenstände und die vorübergehenden Zustände, welche Träger oder Quelle dieser geheimnisvollen Eigenschaft sind. Tabu heißt auch das Verbot, welches sich aus dieser Eigenschaft herleitet, und Tabu heißt endlich seinem Wortsinn nach etwas, was zugleich heilig, über das Gewöhnliche erhaben, wie auch gefährlich, unrein, unheimlich umfaßt.

In diesem Wort und in dem System, das es bezeichnet, drückt sich ein Stück Seelenleben aus, dessen Verständnis uns wirklich nicht nahegerückt erscheint. Vor allem sollte

man meinen, daß man sich diesem Verständnis nicht nähern könne, ohne auf den für so tiefstehende Kulturen charakteristischen Glauben an Geister und Dämonen einzugehen.
Warum sollen wir überhaupt unser Interesse an das Rätsel des Tabu wenden? Ich meine, nicht nur, weil jedes psychologische Problem an sich des Versuches einer Lösung wert ist, sondern auch noch aus anderen Gründen. Es darf uns ahnen, daß das Tabu der Wilden Polynesiens doch nicht so weit von uns abliegt, wie wir zuerst glauben wollten, daß die Sitten- und Moralverbote, denen wir selbst gehorchen, in ihrem Wesen eine Verwandtschaft mit diesem primitiven Tabu haben könnten, und daß die Aufklärung des Tabu ein Licht auf den dunkeln Ursprung unseres eigenen »kategorischen Imperativs« zu werfen vermöchte.
Wir werden also in besonders erwartungsvoller Spannung aufhorchen, wenn ein Forscher wie *W. Wundt* uns seine Auffassung des Tabu mitteilt, zumal da er verspricht, »zu den letzten Wurzeln der Tabuvorstellungen zurückzugehen«[1].
Vom Begriff des Tabu sagt *Wundt,* daß es »alle die Bräuche umfaßt, in denen sich die Scheu vor bestimmten mit den kultischen Vorstellungen zusammenhängenden Objekten oder vor den sich auf diese beziehenden Handlungen ausdrückt«[2].
Ein andermal: »Verstehen wir darunter (unter dem Tabu), wie es dem allgemeinen Sinne des Wortes entspricht, jedes in Brauch und Sitte oder in ausdrücklich formulierten Gesetzen niedergelegte Verbot, einen Gegenstand zu berühren, zu eigenem Gebrauch in Anspruch zu nehmen oder gewisse verpönte Worte zu gebrauchen . . .«, so gebe es überhaupt kein Volk und keine Kulturstufe, die der Schädigung durch das Tabu entgangen wäre.
Wundt führt dann aus, weshalb es ihm zweckmäßiger erscheint, die Natur des Tabu an den primitiven Verhältnissen der australischen Wilden als in der höheren Kultur der polynesischen Völker zu studieren. Bei den Australiern ordnet er die Tabuverbote in drei Klassen, je nachdem sie Tiere, Menschen oder andere Objekte betreffen. Das Tabu

1. In der Völkerpsychologie, Band II, »Religion und Mythus«, II, p. 300 u. ff.
2. l. c., p. 237.

der Tiere, das wesentlich im Verbot des Tötens und Verzehrens besteht, bildet den Kern des *Totemismus*[1]. Das Tabu der zweiten Art, das den Menschen zu seinem Objekt hat, ist wesentlich anderen Charakters. Es ist von vornherein auf Bedingungen eingeschränkt, die für den Tabuierten eine ungewöhnliche Lebenslage herbeiführen. So sind Jünglinge tabu beim Fest der Männerweihe, Frauen während der Menstruation und unmittelbar nach der Geburt, neugeborene Kinder, Kranke und vor allem die Toten. Auf dem fortwährend gebrauchten Eigentum eines Menschen liegt ein dauerndes Tabu für jeden anderen; so auf seinen Kleidern, Werkzeugen und Waffen. Zum persönlichsten Eigentum gehört in Australien auch der neue Name, den ein Knabe bei seiner Männerweihe erhält, dieser ist tabu und muß geheim gehalten werden. Die Tabu der dritten Art, die auf Bäumen, Pflanzen, Häusern, Örtlichkeiten ruhen, sind veränderlicher, scheinen nur der Regel zu folgen, daß dem Tabu unterworfen wird, was aus irgendwelcher Ursache Scheu erregt oder unheimlich ist.

Die Veränderungen, die das Tabu in der reicheren Kultur der Polynesier und der malaiischen Inselwelt erfährt, muß *Wundt* selbst für nicht sehr tiefgehend erklären. Die stärkere soziale Differenzierung dieser Völker macht sich darin geltend, daß Häuptlinge, Könige und Priester ein besonders wirksames Tabu ausüben und selbst dem stärksten Zwang des Tabu ausgesetzt werden.

Die eigentlichen Quellen des Tabu liegen aber tiefer als in den Interessen der privilegierten Stände; »sie entspringen da, wo die primitivsten und zugleich dauerndsten menschlichen Triebe ihren Ursprung nehmen, *in der Furcht vor der Wirkung dämonischer Mächte*«[2]. »Ursprünglich nichts anderes als die objektiv gewordene Furcht vor der in dem tabuierten Gegenstand verborgen gedachten dämonischen Macht, verbietet das Tabu, diese Macht zu reizen, und es gebietet, wo es wissentlich oder unwissentlich verletzt worden ist, die Rache des Dämons zu beseitigen.«

Allmählich wird dann das Tabu zu einer in sich selbst begründeten Macht, die sich vom Dämonismus losgelöst hat.

1. Vgl. darüber die erste und die letzte Abhandlung dieses Buches.
2. l. c., p. 307.

Es wird zum Zwang der Sitte und des Herkommens und schließlich des Gesetzes. »Das Gebot aber, das unausgesprochen hinter den nach Ort und Zeit mannigfach wechselnden Tabuverboten steht, ist ursprünglich das *eine:* Hüte dich vor dem Zorn der Dämonen.«

Wundt lehrt uns also, das Tabu sei ein Ausdruck und Ausfluß des Glaubens der primitiven Völker an dämonische Mächte. Später habe sich das Tabu von dieser Wurzel losgelöst und sei eine Macht geblieben, einfach weil es eine solche war, infolge einer Art von psychischer Beharrung; so sei es selbst die Wurzel unserer Sittengebote und unserer Gesetze geworden. So wenig nun der erste dieser Sätze zum Widerspruch reizen kann, so glaube ich doch dem Eindruck vieler Leser Worte zu leihen, wenn ich die Aufklärung *Wundts* als eine Enttäuschung anspreche. Das heißt wohl nicht, zu den Quellen der Tabuvorstellungen heruntergehen oder ihre letzten Wurzeln aufzeigen. Weder die Angst noch die Dämonen können in der Psychologie als letzte Dinge gewertet werden, die jeder weiteren Zurückführung trotzen. Es wäre anders, wenn die Dämonen wirklich existierten; aber wir wissen ja, sie sind selbst wie die Götter Schöpfungen der Seelenkräfte des Menschen; sie sind von etwas und aus etwas geschaffen worden.

Über die Doppelbedeutung des Tabu äußert *Wundt* bedeutsame, aber nicht ganz klar zu fassende Ansichten. Für die primitiven Anfänge des Tabu besteht nach ihm eine Scheidung von *heilig* und *unrein* noch nicht. Eben darum fehlen hier jene Begriffe überhaupt in der Bedeutung, die sie eben erst durch den Gegensatz, in den sie zueinander traten, annehmen konnten. Das Tier, der Mensch, der Ort, auf dem ein Tabu ruht, sind dämonisch, nicht heilig und darum auch noch nicht in dem späteren Sinne unrein. Gerade für diese noch indifferent in der Mitte stehende Bedeutung des Dämonischen, das nicht berührt werden darf, ist der Ausdruck Tabu wohl geeignet, da er ein Merkmal hervorhebt, das schließlich dem Heiligen wie dem Unreinen für alle Zeiten gemeinsam bleibt: die Scheu vor seiner Berührung. In dieser bleibenden Gemeinschaft eines wichtigen Merkmals liegt aber zugleich ein Hinweis darauf, daß hier zwischen beiden Gebieten eine ursprüngliche Übereinstim-

mung obwaltet, die erst infolge weiterer Bedingungen einer Differenzierung gewichen ist, durch welche sich beide schließlich zu Gegensätzen entwickelt haben.
Der dem ursprünglichen Tabu eigene Glaube an eine dämonische Macht, die in dem Gegenstand verborgen ist und dessen Berührung oder unerlaubte Verwendung durch Verzauberung des Täters rächt, ist eben noch ganz und ausschließlich die objektivierte Furcht. Diese hat sich noch nicht in die beiden Formen gesondert, die sie auf einer entwickelten Stufe annimmt: in die *Ehrfurcht* und in den *Abscheu.*
Wie aber entsteht diese Sonderung? Nach *Wundt* durch die Verpflanzung der Tabugebote aus dem Gebiet der Dämonen- in das der Göttervorstellungen. Der Gegensatz von heilig und unrein fällt mit der Aufeinanderfolge zweier mythologischer Stufen zusammen, von denen die frühere nicht vollkommen verschwindet, wenn die folgende erreicht ist, sondern in der Form einer niedrigeren und allmählich mit Verachtung sich paarenden Wertschätzung fortbesteht. In der Mythologie gilt allgemein das Gesetz, daß eine vorangegangene Stufe eben deshalb, weil sie von der höheren überwunden und zurückgedrängt wird, nun neben dieser in erniedrigter Form fortbesteht, so daß die Objekte ihrer Verehrung in solche des Abscheus sich umwandeln[1].
Die weiteren Ausführungen *Wundts* beziehen sich auf das Verhältnis der Tabuvorstellungen zur Reinigung und zum Opfer.

2

Wer von der Psychoanalyse, das heißt von der Erforschung des unbewußten Anteils am individuellen Seelenleben her an das Problem des Tabu herantritt, der wird sich nach kurzem Besinnen sagen, daß ihm diese Phänomene nicht fremd sind. Er kennt Personen, die sich solche Tabuverbote individuell geschaffen haben und sie ebenso streng befolgen, wie die Wilden die ihrem Stamme oder ihrer Gesellschaft gemeinsamen. Wenn er nicht gewohnt wäre, diese vereinzelten Personen als *»Zwangskranke«* zu bezeichnen,

1. l. c., p. 313.

würde er den Namen »*Tabukrankheit*« für deren Zustand angemessen finden müssen. Von dieser Zwangskrankheit hat er aber durch die psychoanalytische Untersuchung soviel erfahren, die klinische Ätiologie und das Wesentliche des psychischen Mechanismus, daß er es sich nicht versagen kann, das hier Gelernte zur Aufklärung der entsprechenden völkerpsychologischen Erscheinung zu verwenden.

Eine Warnung wird bei diesem Versuche angehört werden müssen. Die Ähnlichkeit des Tabu mit der Zwangskrankheit mag eine rein äußerliche sein, für die Erscheinungsform der beiden gelten und sich nicht weiter auf deren Wesen erstrecken. Die Natur liebt es, die nämlichen Formen in den verschiedensten biologischen Zusammenhängen zu verwenden, z. B. am Korallenstock wie an der Pflanze, ja darüber hinaus an gewissen Kristallen oder bei Bildung bestimmter chemischer Niederschläge. Es wäre offenbar voreilig und wenig aussichtsvoll, durch diese Übereinstimmungen, die auf eine Gemeinsamkeit mechanischer Bedingungen zurückgehen, Schlüsse zu begründen, die sich auf innere Verwandtschaft beziehen. Wir werden dieser Warnung eingedenk bleiben, brauchen aber die beabsichtigte Vergleichung dieser Möglichkeit wegen nicht zu unterlassen.

Die nächste und auffälligste Übereinstimmung der Zwangsverbote (bei den Nervösen) mit dem Tabu besteht nun darin, daß diese Verbote ebenso unmotiviert und in ihrer Herkunft rätselhaft sind. Sie sind irgend einmal aufgetreten und müssen nun infolge einer unbezwingbaren Angst gehalten werden. Eine äußere Strafandrohung ist überflüssig, weil eine innere Sicherheit (ein Gewissen) besteht, die Übertretung werde zu einem unerträglichen Unheil führen. Das Äußerste, was die Zwangskranken mitteilen können, ist die unbestimmte Ahnung, es werde eine gewisse Person ihrer Umgebung durch die Übertretung zu Schaden kommen. Welches diese Schädigung sein soll, wird nicht erkannt, auch erhält man diese kümmerliche Auskunft eher bei den später zu besprechenden Sühne- und Abwehrhandlungen als bei den Verboten selbst.

Das Haupt- und Kernverbot der Neurose ist wie beim Tabu das der Berührung, daher der Name: Berührungsangst, *délire de toucher*. Das Verbot erstreckt sich nicht nur auf die direkte Berührung mit dem Körper, sondern nimmt den Umfang der übertragenen Redensart: in Berührung kommen, an. Alles, was die Gedanken auf das Verbotene lenkt, eine Gedankenberührung hervorruft, ist ebenso verboten wie der unmittelbare leibliche Kontakt; dieselbe Ausdehnung findet sich beim Tabu wieder.

Ein Teil der Verbote ist nach seiner Absicht ohneweiters verständlich, ein anderer Teil dagegen erscheint uns unbegreiflich, läppisch, sinnlos. Wir bezeichnen solche Gebote als »Zeremoniell« und finden, daß die Tabugebräuche dieselbe Verschiedenheit erkennen lassen.

Den Zwangsverboten ist eine großartige Verschiebbarkeit zu eigen, sie dehnen sich auf irgendwelchen Wegen des Zusammenhanges von einem Objekt auf das andere aus und machen auch dieses neue Objekt, wie eine meiner Kranken treffend sagt, *»unmöglich«*. Die Unmöglichkeit hat am Ende die ganze Welt mit Beschlag belegt. Die Zwangskranken benehmen sich so, als wären die »unmöglichen« Personen und Dinge Träger einer gefährlichen Ansteckung, die bereit ist, sich auf alles Benachbarte durch Kontakt zu übertragen. Dieselben Charaktere der Ansteckungsfähigkeit und der Übertragbarkeit haben wir eingangs bei der Schilderung der Tabuverbote hervorgehoben. Wir wissen auch, wer ein Tabu übertreten hat durch die Berührung von etwas, was tabu ist, der wird selbst tabu und niemand darf mit ihm in Berührung treten.

Ich stelle zwei Beispiele von Übertragung (besser Verschiebung) des Verbotes zusammen; das eine aus dem Leben der *Maori*, das andere aus meiner Beobachtung an einer zwangskranken Frau.

»Ein *Maori*häuptling wird kein Feuer mit seinem Hauch anfachen, denn sein geheiligter Atem würde seine Kraft dem Feuer mitteilen, dieses dem Topf, der im Feuer steht, der Topf der Speise, die in ihm gekocht wird, die Speise der Person, die von ihr ißt, und so müßte die Person sterben, die gegessen von der Speise, die gekocht in dem Topf, der gestanden im Feuer, in das geblasen der Häuptling mit seinem heiligen und gefährlichen Hauch[1].«

1. *Frazer*, The Golden Bough, II, Taboo and the Perils of the Soul, 1911. p. 136.

Die Patientin verlangt, daß ein Gebrauchsgegenstand, den ihr Mann vom Einkauf nach Hause gebracht, entfernt werde, er würde ihr sonst den Raum, in dem sie wohnt, unmöglich machen. Denn sie hat gehört, daß dieser Gegenstand in einem Laden gekauft wurde, welcher in der, sagen wir: Hirschengasse liegt. Aber Hirsch ist heute der Name einer Freundin, die in einer fernen Stadt lebt und die sie in ihrer Jugend unter ihrem Mädchennamen gekannt hat. Diese Freundin ist ihr heute »unmöglich«, tabu, und der hier in Wien gekaufte Gegenstand ist ebenso tabu wie die Freundin selbst, mit der sie nicht in Berührung kommen will.

Die Zwangsverbote bringen großartigen Verzicht und Einschränkungen des Lebens mit sich wie die Tabuverbote, aber ein Anteil von ihnen kann aufgehoben werden durch die Ausführung gewisser Handlungen, die nun auch geschehen müssen, die Zwangscharakter haben – Zwangshandlungen – und deren Natur als Buße, Sühne, Abwehrmaßregeln und Reinigung keinem Zweifel unterliegt. Die gebräuchlichste dieser Zwangshandlungen ist das Abwaschen mit Wasser (Waschzwang). Auch ein Teil der Tabuverbote kann so ersetzt, respektive deren Übertretung durch solches »Zeremoniell« gutgemacht werden und die Lustration durch Wasser ist auch hier die bevorzugte.

Resümieren wir nun, in welchen Punkten sich die Übereinstimmung der Tabugebräuche mit den Symptomen der Zwangsneurose am deutlichsten äußert: 1. In der Unmotiviertheit der Gebote, 2. in ihrer Befestigung durch eine innere Nötigung, 3. in ihrer Verschiebbarkeit und in der Ansteckungsgefahr durch das Verbotene, 4. in der Verursachung von zeremoniösen Handlungen, Geboten, die von den Verboten ausgehen.

Die klinische Geschichte wie der psychische Mechanismus der Fälle von Zwangskrankheit sind uns aber durch die Psychoanalyse bekannt geworden. Erstere lautet für einen typischen Fall von Berührungsangst wie folgt: Zu allem Anfang, in ganz früher Kinderzeit, äußerte sich eine starke Berührung*lust*, deren Ziel weit spezialisierter war, als man geneigt wäre zu erwarten. Dieser Lust trat alsbald *von außen* ein Verbot entgegen, gerade diese Berührung nicht auszuführen[1]. Das Verbot wurde aufgenommen, denn es konnte sich auf starke innere Kräfte stützen[2]; es erwies sich stärker als der Trieb, der sich in der Berührung äußern wollte. Aber infolge der primitiven psychischen Konstitution des Kindes gelang es dem Verbot nicht, den Trieb aufzuheben. Der Erfolg des Verbotes war nur, den Trieb – die Berührungslust – zu verdrängen und ihn ins Unbewußte zu verbannen. Verbot und Trieb blieben beide erhalten; der Trieb, weil er nur verdrängt, nicht aufgehoben war, das Verbot, weil mit seinem Aufhören der Trieb zum Bewußtsein und zur Ausführung durchgedrungen wäre. Es war eine unerledigte Situation, eine psychische Fixierung geschaffen, und aus dem fortlaufenden Konflikt von Verbot und Trieb leitet sich nun alles Weitere ab.

Der Hauptcharakter der psychologischen Konstellation, die so fixiert worden ist, liegt in dem, was man das *ambivalente* Verhalten des Individuums gegen das eine Objekt, vielmehr die eine Handlung an ihm, heißen könnte[3]. Es will diese Handlung – die Berührung – immer wieder ausführen, es verabscheut sie auch. Der Gegensatz der beiden Strömungen ist auf kurzem Wege nicht ausgleichbar, weil sie – wir können nur sagen – im Seelenleben so lokalisiert sind, daß sie nicht zusammenstoßen können. Das Verbot wird laut bewußt, die fortdauernde Berührungslust ist unbewußt, die Person weiß nichts von ihr. Bestünde dieses psychologische Moment nicht, so könnte eine Ambivalenz weder sich so lange erhalten, noch könnte sie zu solchen Folgeerscheinungen führen.

In der klinischen Geschichte des Falles haben wir das Eindringen des Verbotes in so frühem Kindesalter als das Maßgebende hervorgehoben; für die weitere Gestaltung fällt diese Rolle dem Mechanismus der Verdrängung auf dieser Altersstufe zu. Infolge der stattgehabten Verdrängung, die mit einem Vergessen – Amnesie – verbunden ist, bleibt die Motivierung des bewußt gewordenen Verbotes unbekannt und müssen alle Versuche scheitern, es intellektuell

1. Beide, Lust und Verbot, bezogen sich auf die Berührung der eigenen Genitalien.

2. Auf die Beziehung zu den geliebten Personen, von denen das Verbot gegeben wurde.

3. Nach einem trefflichen Ausdruck von *Bleuler*.

zu ersetzen, da diese den Punkt nicht finden, an dem sie angreifen könnten. Das Verbot verdankt seine Stärke – seinen Zwangscharakter – gerade der Beziehung zu seinem unbewußten Gegenpart, der im verborgenen ungedämpften Lust, also einer inneren Notwendigkeit, in welche die bewußte Einsicht fehlt. Die Übertragbarkeit und Fortpflanzungsfähigkeit des Verbotes spiegelt einen Vorgang wider, der sich mit der unbewußten Lust zuträgt und unter den psychologischen Bedingungen des Unbewußten besonders erleichtert ist. Die Trieblust verschiebt sich beständig, um der Absperrung, in der sie sich befindet, zu entgehen, und sucht Surrogate für das Verbotene – Ersatzobjekte und Ersatzhandlungen – zu gewinnen. Darum wandert auch das Verbot und dehnt sich auf die neuen Ziele der verpönten Regung aus. Jeden neuen Vorstoß der verdrängten Libido beantwortet das Verbot mit einer neuen Verschärfung. Die gegenseitige Hemmung der beiden ringenden Mächte erzeugt ein Bedürfnis nach Abfuhr, nach Verringerung der herrschenden Spannung, in welchem man die Motivierung der Zwangshandlungen erkennen darf. Diese sind bei der Neurose deutlich Kompromißaktionen, in der einen Ansicht Bezeugungen von Reue, Bemühungen zur Sühne u. dgl., in der anderen aber gleichzeitig Ersatzhandlungen, welche den Trieb für das Verbotene entschädigen. Es ist ein Gesetz der neurotischen Erkrankung, daß diese Zwangshandlungen immer mehr in den Dienst des Triebes treten und immer näher an die ursprünglich verbotene Handlung herankommen.

Unternehmen wir jetzt den Versuch, das Tabu zu behandeln, als wäre es von derselben Natur wie ein Zwangsverbot unserer Kranken. Wir machen uns dabei von vornherein klar, daß viele der für uns zu beobachtenden Tabuverbote sekundärer, verschobener und entstellter Art sind, und daß wir zufrieden sein müssen, etwas Licht auf die ursprünglichsten und bedeutsamsten Tabuverbote zu werfen. Ferner, daß die Verschiedenheiten in der Situation des Wilden und des Neurotikers wichtig genug sein dürften, um eine völlige Übereinstimmung auszuschließen, eine Übertragung von dem einen auf den anderen, die einer Abbildung in jedem Punkte gleichkäme, zu verhindern.

Wir würden dann zunächst sagen, es habe keinen Sinn, die Wilden nach der wirklichen Motivierung ihrer Verbote, nach der Genese des Tabu zu fragen. Nach unserer Voraussetzung müssen sie unfähig sein, darüber etwas mitzuteilen, denn diese Motivierung sei ihnen »unbewußt«. Wir konstruieren die Geschichte des Tabu aber folgendermaßen nach dem Vorbild der Zwangsverbote. Die Tabu seien uralte Verbote, einer Generation von primitiven Menschen dereinst von außen aufgedrängt, das heißt also doch wohl von der früheren Generation ihr gewalttätig eingeschärft. Diese Verbote haben Tätigkeiten betroffen, zu denen eine starke Neigung bestand. Die Verbote haben sich nun von Generation zu Generation erhalten, vielleicht bloß infolge der Tradition durch elterliche und gesellschaftliche Autorität. Vielleicht aber haben sie sich in den späteren Organisationen bereits »organisiert« als ein Stück ererbten psychischen Besitzes. Ob es solche »angeborenen Ideen« gibt, ob sie allein oder im Zusammenwirken mit der Erziehung die Fixierung der Tabu bewirkt haben, wer vermöchte es gerade für den in Rede stehenden Fall zu entscheiden? Aber aus der Festhaltung der Tabu ginge eines hervor, daß die ursprüngliche Lust, jenes Verbotene zu tun, auch noch bei den Tabuvölkern fortbesteht. Diese haben also zu ihren Tabuverboten eine *ambivalente Einstellung;* sie möchten im Unbewußten nichts lieber als sie übertreten, aber sie fürchten sich auch davor; sie fürchten sich gerade darum, weil sie es möchten, und die Furcht ist stärker als die Lust. Die Lust dazu ist aber bei jeder Einzelperson des Volkes unbewußt wie bei dem Neurotiker.

Die ältesten und wichtigsten Tabuverbote sind die beiden Grundgesetze des *Totemismus:* das Totemtier nicht zu töten und den sexuellen Verkehr mit den Totemgenossen des anderen Geschlechtes zu vermeiden.

Das müßten also die ältesten und stärksten Gelüste der Menschen sein. Wir können das nicht verstehen und können demnach unsere Voraussetzung nicht an diesen Beispielen prüfen, solange uns Sinn und Abkunft des totemistischen Systems so völlig unbekannt sind. Aber wer die Ergebnisse der psychoanalytischen Erforschung des Einzelmenschen kennt, der wird selbst durch den Wortlaut dieser beiden

Tabu und durch ihr Zusammentreffen an etwas ganz Bestimmtes gemahnt, was die Psychoanalytiker für den Knotenpunkt des infantilen Wunschlebens und dann für den Kern der Neurose erklären[1].

Die sonstige Mannigfaltigkeit der Tabuerscheinungen, die zu den früher mitgeteilten Klassifizierungsversuchen geführt hat, wächst für uns auf folgende Art zu einer Einheit zusammen: Grundlage des Tabu ist ein verbotenes Tun, zu dem eine starke Neigung im Unbewußten besteht.

Wir wissen, ohne es zu verstehen, wer das Verbotene tut, das Tabu übertritt, wird selbst tabu. Wie bringen wir aber diese Tatsache mit der anderen zusammen, daß das Tabu nicht nur an Personen haftet, die das Verbotene getan haben, sondern auch an Personen, die sich in besonderen Zuständen befinden, an diesen Zuständen selbst und an unpersönlichen Dingen? Was kann das für eine gefährliche Eigenschaft sein, die immer die nämliche bleibt unter all diesen verschiedenen Bedingungen? Nur die eine: die Eignung, die Ambivalenz des Menschen anzufachen und ihn in *Versuchung* zu führen, das Verbot zu übertreten.

Der Mensch, der ein Tabu übertreten hat, wird selbst tabu, weil er die gefährliche Eignung hat, andere zu versuchen, daß sie seinem Beispiel folgen. Er erweckt Neid; warum sollte ihm gestattet sein, was anderen verboten ist? Er ist also wirklich *ansteckend,* insofern jedes Beispiel zur Nachahmung ansteckt, und darum muß er selbst gemieden werden.

Ein Mensch braucht aber kein Tabu übertreten zu haben und kann doch permanent oder zeitweilig tabu sein, weil er sich in einem Zustand befindet, welcher die Eignung hat, die verbotenen Gelüste der anderen anzuregen, den Ambivalenzkonflikt in ihnen zu wecken. Die meisten Ausnahmsstellungen und Ausnahmszustände sind von solcher Art und haben diese gefährliche Kraft. Der König oder Häuptling erweckt den Neid auf seine Vorrechte; es möchte vielleicht jeder König sein. Der Tote, das Neugeborene, die Frau in ihren Leidenszuständen reizen durch ihre besondere Hilflosigkeit, das eben geschlechtsreif gewordene Individuum

1. Vgl. meine in diesen Aufsätzen bereits mehrmals angekündigte Studie über den Totemismus. (IV. Abhandlung dieses Buches.)

durch den neuen Genuß, den es verspricht. Darum sind alle diese Personen und alle diese Zustände tabu, denn der Versuchung darf nicht nachgegeben werden.

Wir verstehen jetzt auch, warum die Manakräfte verschiedener Personen sich voneinander abziehen, einander teilweise aufheben können. Das Tabu eines Königs ist zu stark für seinen Untertan, weil die soziale Differenz zwischen ihnen zu groß ist. Aber ein Minister kann etwa den unschädlichen Vermittler zwischen ihnen machen. Das heißt aus der Sprache des Tabu in die der Normalpsychologie übersetzt: Der Untertan, der die großartige Versuchung scheut, welche ihm die Berührung mit dem König bereitet, kann etwa den Umgang des Beamten vertragen, den er nicht so sehr zu beneiden braucht, und dessen Stellung ihm vielleicht selbst erreichbar scheint. Der Minister aber kann seinen Neid gegen den König durch die Erwägung der Macht ermäßigen, die ihm selbst eingeräumt ist. So sind geringere Differenzen der in Versuchung führenden Zauberkraft weniger zu fürchten als besonders große.

Es ist ebenso klar, wieso die Übertretung gewisser Tabuverbote eine soziale Gefahr bedeutet, die von allen Mitgliedern der Gesellschaft gestraft oder gesühnt werden muß, wenn sie nicht alle schädigen soll. Diese Gefahr besteht wirklich, wenn wir die bewußten Regungen für die unbewußten Gelüste einsetzen. Sie besteht in der Möglichkeit der Nachahmung, in deren Folge die Gesellschaft bald zur Auflösung käme. Wenn die anderen die Übertretung nicht ahnden würden, müßten sie ja inne werden, daß sie dasselbe tun wollen wie der Übeltäter.

Daß die Berührung beim Tabuverbot eine ähnliche Rolle spielt wie beim *délire de toucher,* obwohl der geheime Sinn des Verbotes beim Tabu unmöglich ein so spezieller sein kann wie bei der Neurose, darf uns nicht wundernehmen. Die Berührung ist der Beginn jeder Bemächtigung, jedes Versuches, sich eine Person oder Sache dienstbar zu machen.

Wir haben die ansteckende Kraft, die dem Tabu innewohnt, durch die Eignung, in Versuchung zu führen, zur Nachahmung anzuregen, übersetzt. Dazu scheint es nicht zu stimmen, daß sich die Ansteckungsfähigkeit des Tabu vor allem in der Übertragung auf Gegenstände äußert, die dadurch selbst Träger des Tabu werden.

Diese Übertragbarkeit des Tabu spiegelt die bei der Neurose nachgewiesene Neigung des unbewußten Triebes wider, sich auf assoziativen Wegen auf immer neue Objekte zu verschieben. Wir werden so aufmerksam gemacht, daß der gefährlichen Zauberkraft des *»Mana«* zweierlei realere Fähigkeiten entsprechen, die Eignung, den Menschen an seine verbotenen Wünsche zu erinnern, und die scheinbar bedeutsamere, ihn zur Übertretung des Verbotes im Dienste dieser Wünsche zu verleiten. Beide Leistungen treten aber wieder zu einer einzigen zusammen, wenn wir annehmen, es läge im Sinne eines primitiven Seelenlebens, daß mit der Erweckung der Erinnerung an das verbotene Tun auch die Erweckung der Tendenz, es durchzusetzen, verknüpft sei. Dann fallen Erinnerung und Versuchung wieder zusammen. Man muß auch zugestehen, wenn das Beispiel eines Menschen, der ein Verbot übertreten hat, einen anderen zur gleichen Tat verführt, so hat sich der Ungehorsam gegen das Verbot fortgepflanzt wie eine Ansteckung, wie sich das Tabu von einer Person auf einen Gegenstand und von diesem auf einen anderen überträgt.

Wenn die Übertretung eines Tabu gutgemacht werden kann durch eine Sühne oder Buße, die ja einen *Verzicht* auf irgend ein Gut oder eine Freiheit bedeuten, so ist hiedurch der Beweis erbracht, daß die Befolgung der Tabuvorschrift selbst ein Verzicht war auf etwas, was man gern gewünscht hätte. Die Unterlassung des einen Verzichts wird durch einen Verzicht an anderer Stelle abgelöst. Für das Tabuzeremoniell würden wir hieraus den Schluß ziehen, daß die Buße etwas Ursprünglicheres ist als die Reinigung.

Fassen wir nun zusammen, welches Verständnis des Tabu sich uns aus der Gleichstellung mit dem Zwangsverbot des Neurotikers ergeben hat: Das Tabu ist ein uraltes Verbot, von außen (von einer Autorität) aufgedrängt und gegen die stärksten Gelüste der Menschen gerichtet. Die Lust, es zu übertreten, besteht in deren Unbewußten fort; die Menschen, die dem Tabu gehorchen, haben eine ambivalente Einstellung gegen das vom Tabu Betroffene. Die dem Tabu zugeschriebene Zauberkraft führt sich auf die Fähigkeit zurück, die Menschen in Versuchung zu führen; sie benimmt sich wie eine Ansteckung, weil das Beispiel ansteckend ist, und weil sich das verbotene Gelüste im Unbewußten auf anderes verschiebt. Die Sühne der Übertretung des Tabu durch einen Verzicht erweist, daß der Befolgung des Tabu ein Verzicht zugrunde liegt.

3

Wir wollen nun wissen, welchen Wert unsere Gleichstellung des Tabu mit der Zwangsneurose und die auf Grund dieser Vergleichung gegebene Auffassung des Tabu beanspruchen kann. Ein solcher Wert liegt offenbar nur vor, wenn unsere Auffassung einen Vorteil bietet, der sonst nicht zu haben ist, wenn sie ein besseres Verständnis des Tabu gestattet, als uns sonst möglich wird. Wir sind vielleicht geneigt zu behaupten, daß wir diesen Nachweis der Brauchbarkeit im vorstehenden bereits erbracht haben; wir werden aber versuchen müssen, ihn zu verstärken, indem wir die Erklärung der Tabuverbote und Gebräuche ins einzelne fortsetzen.
Es steht uns aber auch ein anderer Weg offen. Wir können die Untersuchung anstellen, ob nicht ein Teil der Voraussetzungen, die wir von der Neurose her auf das Tabu übertragen haben, oder der Folgerungen, zu denen wir dabei gelangt sind, an den Phänomenen des Tabu unmittelbar erweisbar ist. Wir müssen uns nur entscheiden, wonach wir suchen wollen. Die Behauptung über die Genese des Tabu, es stamme von einem uralten Verbote ab, welches dereinst von außen auferlegt worden ist, entzieht sich natürlich dem Beweise. Wir werden also eher die psychologischen Bedingungen für das Tabu zu bestätigen suchen, welche wir für die Zwangsneurose kennen gelernt haben. Wie gelangten wir bei der Neurose zur Kenntnis dieser psychologischen Momente? Durch das analytische Studium der Symptome, vor allem der Zwangshandlungen, der Abwehrmaßregeln und Zwangsgebote. Wir fanden an ihnen die besten Anzeichen für ihre Abstammung von *ambivalenten* Regungen oder Tendenzen, wobei sie entweder gleichzeitig dem Wunsche wie dem Gegenwunsche entsprechen oder vor-

wiegend im Dienste der einen von den beiden entgegengesetzten Tendenzen stehen. Wenn es uns nun gelänge, auch an den Tabuvorschriften die Ambivalenz, das Walten entgegengesetzter Tendenzen, aufzuzeigen, oder unter ihnen einige aufzufinden, die nach der Art von Zwangshandlungen beiden Strömungen gleichzeitigen Ausdruck geben, so wäre die psychologische Übereinstimmung zwischen dem Tabu und der Zwangsneurose im nahezu wichtigsten Stücke gesichert. Die beiden fundamentalen Tabuverbote sind, wie vorhin erwähnt, für unsere Analyse durch die Zugehörigkeit zum Totemismus unzugänglich; ein anderer Anteil der Tabusatzungen ist sekundärer Abkunft und für unsere Absicht nicht verwertbar. Das Tabu ist nämlich bei den entsprechenden Völkern die allgemeine Form der Gesetzgebung geworden und in den Dienst von sozialen Tendenzen getreten, die sicherlich jünger sind als das Tabu selbst, wie z. B. die Tabu, die von Häuptlingen und Priestern auferlegt werden, um sich Eigentum und Vorrechte zu sichern. Doch bleibt uns eine große Gruppe von Vorschriften übrig, an denen unsere Untersuchung vorgenommen werden kann; ich hebe aus dieser die Tabu heraus, die sich *a)* an *Feinde*, *b)* an *Häuptlinge*, *c)* an *Tote* knüpfen, und werde das zu behandelnde Material der ausgezeichneten Sammlung von *J. G. Frazer* in seinem großen Werke »The golden bough« entnehmen[1].

a) Die Behandlung der Feinde

Wenn wir geneigt waren, den wilden und halbwilden Völkern ungehemmte und reuelose Grausamkeit gegen ihre Feinde zuzuschreiben, so werden wir mit großem Interesse erfahren, daß auch bei ihnen die Tötung eines Menschen zur Befolgung einer Reihe von Vorschriften zwingt, welche den Tabugebräuchen zugeordnet werden. Diese Vorschriften sind mit Leichtigkeit in vier Gruppen zu bringen; sie fordern 1. Versöhnung des getöteten Feindes, 2. Beschränkungen und 3. Sühnehandlungen, Reinigungen des Mörders und 4. gewisse zeremonielle Vornahmen. Wie allgemein oder wie vereinzelt solche Tabugebräuche bei diesen Völkern sein mögen, läßt sich einerseits aus unseren unvoll-

1. Third edition, part II, Taboo and the Perils of the Soul. 1911.

ständigen Nachrichten nicht mit Sicherheit entscheiden, und ist anderseits für unser Interesse an diesen Vorkommnissen gleichgültig. Immerhin darf man annehmen, daß es sich um weitverbreitete Gebräuche und nicht um vereinzelte Sonderbarkeiten handelt.

Die *Versöhnungs*gebräuche auf der Insel *Timor*, nachdem eine siegreiche Kriegerschar mit den abgeschnittenen Köpfen der besiegten Feinde zurückkehrt, sind darum besonders bedeutsam, weil überdies der Führer der Expedition von schweren Beschränkungen betroffen wird (s. u.). »Bei dem feierlichen Einzug der Sieger werden Opfer dargebracht, um die Seelen der Feinde zu versöhnen; sonst müßte man Unheil für die Sieger vorhersehen. Es wird ein Tanz aufgeführt, und dabei ein Gesang vorgetragen, in welchem der erschlagene Feind beklagt und seine Verzeihung erbeten wird: ›Zürne uns nicht, weil wir deinen Kopf hier bei uns haben; wäre uns das Glück nicht hold gewesen, so hingen jetzt vielleicht unsere Köpfe in deinem Dorf. Wir haben dir ein Opfer gebracht, um dich zu besänftigen. Nun darf dein Geist zufrieden sein und uns in Ruhe lassen. Warum bist du unser Feind gewesen? Wären wir nicht besser Freunde geblieben? Dann wäre dein Blut nicht vergossen und dein Kopf nicht abgeschnitten worden[1].‹«

Ähnliches findet sich bei den *Palu* in Celebes; die *Gallas* opfern den Geistern ihrer erschlagenen Feinde, ehe sie ihr Heimatsdorf betreten. (Nach *Paulitschke:* Ethnographie Nordostafrikas.)

Andere Völker haben das Mittel gefunden, um aus ihren früheren Feinden nach deren Tod Freunde, Wächter und Beschützer zu machen. Es besteht in der zärtlichen Behandlung der abgeschnittenen Köpfe, wie manche wilde Stämme *Borneos* sich deren rühmen. Wenn die See-*Dayaks* von *Sarawak* von einem Kriegszug einen Kopf nach Hause bringen, so wird dieser Monate hindurch mit der ausgesuchtesten Liebenswürdigkeit behandelt und mit den zärtlichsten Namen angesprochen, über die ihre Sprache verfügt. Die besten Bissen von ihren Mahlzeiten werden ihm in den Mund gesteckt, Leckerbissen und Zigarren. Er wird wiederholt gebeten, seine früheren Freunde zu hassen und seinen

1. *Frazer*, l. c., p. 166.

neuen Wirten seine Liebe zu schenken, da er jetzt einer der Ihrigen ist. Man würde sehr irre gehen, wenn man an dieser uns gräßlich erscheinenden Behandlung dem Hohn einen Anteil zuschriebe[1].

Bei mehreren der wilden Stämme Nordamerikas ist die Trauer um den erschlagenen und skalpierten Feind den Beobachtern aufgefallen. Wenn ein *Choctaw* einen Feind getötet hatte, so begann für ihn eine monatelange Trauer, während welcher er sich schweren Einschränkungen unterwarf, Ebenso trauerten die *Dakota*-Indianer. Wenn die *Osagen,* bemerkt ein Gewährsmann, ihre eigenen Toten betrauert hatten, so trauerten sie dann um den Feind, als ob er ein Freund gewesen wäre[2].

Noch ehe wir auf die anderen Klassen von Tabugebräuchen zur Behandlung der Feinde eingehen, müssen wir gegen eine naheliegende Einwendung Stellung nehmen. Die Motivierung dieser Versöhnungsvorschriften, wird man uns mit *Frazer* und anderen entgegenhalten, ist einfach genug und hat nichts mit einer »Ambivalenz« zu tun. Diese Völker werden von abergläubischer Furcht vor den Geistern der Erschlagenen beherrscht, einer Furcht, die auch dem klassischen Altertum nicht fremd war, die der große britische Dramatiker in den Halluzinationen *Macbeths* und *Richards III.* auf die Bühne gebracht hat. Aus diesem Aberglauben leiten sich folgerichtig alle die Versöhnungsvorschriften ab, wie auch die später zu besprechenden Beschränkungen und Sühnungen; für diese Auffassung sprechen noch die in der vierten Gruppe vereinigten Zeremonien, die keine andere Auslegung zulassen als von Bemühungen, die den Mördern folgenden Geister der Erschlagenen zu verjagen[3]. Zum Überfluß gestehen die Wilden ihre Angst vor den Geistern der getöteten Feinde direkt ein und führen die besprochenen Tabugebräuche selbst auf sie zurück.

Diese Einwendung ist in der Tat naheliegend, und wenn sie ebenso ausreichend wäre, könnten wir uns die Mühe unseres

1. *Frazer,* Adonis, Attis, Osiris, p. 248, 1907. — Nach *Hugh Low,* Sarawak, London 1848.

2. *J. O. Dorsay* bei *Frazer,* Taboo etc., p. 181.

3. *Frazer,* Taboo, p. 169 usf., p. 174. Diese Zeremonien bestehen in Schlagen mit den Schilden, Schreien, Brüllen und Erzeugung von Lärm mit Hilfe von Instrumenten usw.

Erklärungsversuches gern ersparen. Wir verschieben es auf später, uns mit ihr auseinanderzusetzen, und stellen ihr zunächst nur die Auffassung entgegen, die sich aus den Voraussetzungen der vorigen Erörterungen über das Tabu ableitet. Wir schließen aus all diesen Vorschriften, daß im Benehmen gegen die Feinde noch andere als bloß feindselige Regungen zum Ausdruck kommen. Wir erblicken in ihnen Äußerungen der Reue, der Wertschätzung des Feindes, des bösen Gewissens, ihn ums Leben gebracht zu haben. Es will uns scheinen, als wäre auch in diesen Wilden das Gebot lebendig: Du sollst nicht töten, welches nicht ungestraft verletzt werden darf, lange vor jeder Gesetzgebung, die aus den Händen eines Gottes empfangen wird.

Kehren wir nun zu den anderen Klassen von Tabuvorschriften zurück. Die *Beschränkungen* des siegreichen Mörders sind ungemein häufig und meist von ernster Art. Auf *Timor* (vgl. die Versöhnungsgebräuche oben) darf der Führer der Expedition nicht ohneweiters in sein Haus zurückkehren. Es wird für ihn eine besondere Hütte errichtet, in welcher er zwei Monate mit der Befolgung verschiedener Reinigungsvorschriften verbringt. In dieser Zeit darf er sein Weib nicht sehen, auch sich nicht selbst ernähren, eine andere Person muß ihm das Essen in den Mund schieben[1]. – Bei einigen *Dayak*stämmen müssen die vom erfolgreichen Kriegszug Heimkehrenden einige Tage lang abgesondert bleiben und sich gewisser Speisen enthalten, sie dürfen auch kein Essen berühren und bleiben ihren Frauen fern. – In *Logea,* einer Insel nahe *Neuguinea,* schließen sich Männer, die Feinde getötet oder daran teilgenommen haben, für eine Woche in ihren Häusern ein. Sie vermeiden jeden Umgang mit ihren Frauen und ihren Freunden, rühren Nahrungsmittel nicht mit ihren Händen an und nähren sich nur von Pflanzenkost, die in besonderen Gefäßen für sie gekocht wird. Als Grund für diese letzte Beschränkung wird angegeben, daß sie das Blut der Erschlagenen nicht riechen dürfen; sie würden sonst erkranken und sterben. – Bei dem *Toaripi-* oder *Motumotu*-Stamm auf *Neuguinea* darf ein Mann, der einen anderen getötet hat, seinem Weib nicht

1. *Frazer,* Taboo, p. 166, nach *S. Müller,* Reizen en Onderzoekingen in den Indischen Archipel, Amsterdam 1857.

nahe kommen und Nahrung nicht mit seinen Fingern berühren. Er wird von anderen Personen mit besonderer Nahrung gefüttert. Dies dauert bis zum nächsten Neumond.

Ich unterlasse es, die bei *Frazer* mitgeteilten Fälle von Beschränkungen des siegreichen Mörders vollzählig anzuführen, und hebe nur noch solche Beispiele hervor, in denen der Tabucharakter besonders auffällig ist oder die Beschränkung im Verein mit Sühne, Reinigung und Zeremoniell auftritt.

Bei den *Monumbos* in Deutsch-Neuguinea wird jeder, der einen Feind im Kampfe getötet hat, »unrein«, wofür dasselbe Wort gebraucht wird, das auf Frauen während der Menstruation oder des Wochenbettes Anwendung findet. Er darf durch lange Zeit das Klubhaus der Männer nicht verlassen, während sich die Mitbewohner seines Dorfes um ihn versammeln und seinen Sieg mit Liedern und Tänzen feiern. Er darf niemand, nicht einmal seine eigene Frau und seine Kinder berühren; täte er es, so würden sie von Geschwüren befallen werden. Er wird dann rein durch Waschungen und anderes Zeremoniell.

Bei den *Natchez* in Nordamerika waren junge Krieger, die den ersten Skalp erbeutet hatten, durch sechs Monate zur Befolgung gewisser Entsagungen genötigt. Sie durften nicht bei ihren Frauen schlafen und kein Fleisch essen, erhielten nur Fisch und Maispudding zur Nahrung. Wenn ein *Choctaw* einen Feind getötet und skalpiert hatte, begann für ihn eine Trauerzeit von einem Monat, während welcher er sein Haar nicht kämmen durfte. Wenn es ihn am Kopfe juckte. durfte er sich nicht mit der Hand kratzen, sondern bediente sich dazu eines kleinen Steckens.

Wenn ein *Pima*-Indianer einen *Apachen* getötet hatte, so mußte er sich schweren Reinigungs- und Sühnezeremonien unterwerfen. Während einer sechzehntägigen Fastenzeit durfte er Fleisch und Salz nicht berühren, auf kein brennendes Feuer schauen, zu keinem Menschen sprechen. Er lebte allein im Walde, von einer alten Frau bedient, die ihm spärliche Nahrung brachte, badete oft im nächsten Fluß und trug – als Zeichen der Trauer – einen Klumpen Lehm auf seinem Haupte. Am siebzehnten Tage fand dann die öffentliche Zeremonie der feierlichen Reinigung des Mannes und seiner Waffen statt. Da die *Pima*-Indianer das Tabu des Mörders viel ernster nahmen als ihre Feinde und die Sühne und Reinigung nicht wie diese bis nach der Beendigung des Feldzuges aufzuschieben pflegten, litt ihre Kriegstüchtigkeit sehr unter ihrer sittlichen Strenge oder Frömmigkeit, wenn man will. Trotz ihrer außerordentlichen Tapferkeit erwiesen sie sich den Amerikanern als unbefriedigende Bundesgenossen in ihren Kämpfen gegen die *Apachen*.

So interessant die Einzelheiten und Variationen der Sühne- und Reinigungszeremonien nach Tötung eines Feindes für eine tiefer eindringende Betrachtung auch sein mögen, so breche ich deren Mitteilung doch ab, weil sie uns keine neuen Gesichtspunkte eröffnen können. Vielleicht führe ich noch an, daß die zeitweilige oder permanente Isolierung des berufsmäßigen Henkers, die sich bis in unsere Neuzeit erhalten hat, in diesen Zusammenhang gehört. Die Stellung des »Freimannes« in der mittelalterlichen Gesellschaft vermittelt in der Tat eine gute Vorstellung von dem »Tabu« der Wilden[1].

In der gangbaren Erklärung all dieser Versöhnungs-, Beschränkungs-, Sühne- und Reinigungsvorschriften werden zwei Prinzipien miteinander kombiniert. Die Fortsetzung des Tabu vom Toten her auf alles, was mit ihm in Berührung gekommen ist, und die Furcht vor dem Geist des Getöteten. Auf welche Weise diese beiden Momente miteinander zur Erklärung des Zeremoniells zu kombinieren sind, ob sie als gleichwertig aufgefaßt werden sollen, ob das eine das primäre, das andere sekundär ist, und welches, das wird nicht gesagt und ist in der Tat nicht leicht anzugeben. Demgegenüber betonen wir die Einheitlichkeit unserer Auffassung, wenn wir all diese Vorschriften aus der Ambivalenz der Gefühlsregungen gegen den Feind ableiten.

b) Das Tabu der Herrscher

Das Benehmen primitiver Völker gegen ihre Häuptlinge, Könige, Priester wird von zwei Grundsätzen regiert, die einander eher zu ergänzen als zu widersprechen scheinen.

1. Zu diesen Beispielen s. *Frazer*, Taboo, p. 165 bis 190. »Manslayers tabooed«.

Man muß sich vor ihnen hüten und man muß sie behüten[1]. Beides geschieht vermittels einer Unzahl von Tabuvorschriften. Warum man sich vor den Herrschern hüten muß, ist uns bereits bekannt geworden: weil sie die Träger jener geheimnisvollen und gefährlichen Zauberkraft sind, die sich wie eine elektrische Ladung durch Berührung mitteilt und dem selbst nicht durch eine ähnliche Ladung Geschützten Tod und Verderben bringt. Man vermeidet also jede mittelbare oder unmittelbare Berührung mit der gefährlichen Heiligkeit und hat, wo solche nicht zu vermeiden ist, ein Zeremoniell gefunden, um die gefürchteten Folgen abzuwenden. Die *Nubas* in Ostafrika glauben z. B., daß sie sterben müssen, wenn sie das Haus ihres Priesterkönigs betreten, daß sie aber dieser Gefahr entgehen, wenn sie beim Eintritt die linke Schulter entblößen und den König veranlassen, diese mit seiner Hand zu berühren. So trifft das Merkwürdige ein, daß die Berührung des Königs das Heil- und Schutzmittel gegen die Gefahren wird, welche aus der Berührung des Königs hervorgehen, aber es handelt sich dabei wohl um die Heilkraft der absichtlichen, vom König ausgehenden Berührung im Gegensatz zur Gefahr, daß man ihn berühre, um den Gegensatz der Passivität und der Aktivität gegen den König.

Wenn es sich um die Heilwirkung der königlichen Berührung handelt, brauchen wir die Beispiele nicht bei Wilden zu suchen. Die Könige von England haben in Zeiten, die noch nicht weit zurückliegen, diese Kraft an der Skrofulose geübt, die darum den Namen: *»The King's Evil«* trug. Königin Elisabeth entsagte diesem Stück ihrer königlichen Prärogative ebensowenig wie irgend einer ihrer späteren Nachfolger. Charles I. soll im Jahre 1633 hundert Kranke auf einen Streich geheilt haben. Unter dessen zuchtlosem Sohn Charles II. feierten nach der Überwindung der großen englischen Revolution die Königsheilungen bei Skrofeln ihre höchste Blüte.

Dieser König soll im Laufe seiner Regierung bei hunderttausend Skrofulöse berührt haben. Das Gedränge der Heilungsuchenden pflegte bei dieser Gelegenheit so groß zu

1. *Frazer*, Taboo, p. 132. *»He must not only be guarded, he must also be guarded against.«*

sein, daß einmal sechs oder sieben von ihnen anstatt der Heilung den Tod durch Erdrücktwerden fanden. Der skeptische Oranier Wilhelm III., der nach der Vertreibung der Stuarts König von England wurde, weigerte sich des Zaubers; das einzigemal, als er sich zu einer solchen Berührung herbeiließ, tat er es mit den Worten: »Gott gebe Euch eine bessere Gesundheit und mehr Verstand[1].«

Von der fürchterlichen Wirkung der Berührung, in welcher man, ob auch unabsichtlich, *gegen* den König oder das, was zu ihm gehört, aktiv wird, mag folgender Bericht Zeugnis ablegen. Ein Häuptling von hohem Rang und großer Heiligkeit auf Neuseeland hatte einst die Reste seiner Mahlzeit am Wege stehen lassen. Da kam ein Sklave daher, ein junger, kräftiger, hungriger Gesell, sah das Zurückgelassene und machte sich darüber, um es aufzuessen. Kaum war er fertig worden, da teilte ihm ein entsetzter Zuschauer mit, daß es die Mahlzeit des Häuptlings gewesen sei, an welcher er sich vergangen habe. Er war ein starker, mutiger Krieger gewesen, aber sobald er diese Auskunft vernommen hatte, stürzte er zusammen, wurde von gräßlichen Zuckungen befallen und starb gegen Sonnenuntergang des nächsten Tages[2]. Eine *Maori*frau hatte gewisse Früchte gegessen und dann erfahren, daß diese von einem mit Tabu belegten Orte herrührten. Sie schrie auf, der Geist des Häuptlings, den sie so beleidigt, werde sie gewiß töten. Dies geschah am Nachmittag, und am nächsten Tag um zwölf Uhr war sie tot[3]. Das Feuerzeug eines Maori-Häuptlings brachte einmal mehrere Personen ums Leben. Der Häuptling hatte es verloren, andere fanden es und bedienten sich seiner, um ihre Pfeifen anzuzünden. Als sie erfuhren, wessen Eigentum das Feuerzeug sei, starben sie vor Schrecken[4].

Es ist nicht zu verwundern, wenn sich das Bedürfnis fühlbar machte, so gefährliche Personen wie Häuptlinge und Priester von den anderen zu isolieren, eine Mauer um sie auf-

1. *Frazer*, The Magic Art I, p. 368.
2. Old New Zealand, by a Pakeha Maori (London 1884), bei *Frazer*, Taboo, p. 135.
3. *W. Brown*, New Zealand and its Aborigines (London 1845), bei *Frazer* ibid.
4. *Frazer*, l. c.

zuführen, hinter welcher sie für die anderen unzugänglich waren. Es mag uns die Erkenntnis dämmern, daß diese ursprünglich aus Tabuvorschriften gefügte Mauer heute noch als höfisches Zeremoniell existiert.

Aber der vielleicht größere Teil dieses Tabu der Herrscher läßt sich nicht auf das Bedürfnis des Schutzes *vor* ihnen zurückführen. Der andere Gesichtspunkt in der Behandlung der privilegierten Personen, das Bedürfnis, sie selbst vor den ihnen drohenden Gefahren zu schützen, hat an der Schaffung der Tabu und somit an der Entstehung der höfischen Etikette den deutlichsten Anteil gehabt.

Die Notwendigkeit, den König vor allen erdenklichen Gefahren zu schützen, ergibt sich aus seiner ungeheuren Bedeutung für das Wohl und Wehe seiner Untertanen. Streng genommen ist es seine Person, die den Lauf der Welt reguliert; sein Volk hat ihm nicht nur für den Regen und Sonnenschein zu danken, der die Früchte der Erde gedeihen läßt, sondern auch für den Wind, der Schiffe an ihre Küste bringt, und für den festen Boden, auf den sie ihre Füße setzen[1].

Diese Könige der Wilden sind mit einer Machtfülle und einer Fähigkeit zu beglücken ausgestattet, die nur Göttern zu eigen ist, und an welche auf späteren Stufen der Zivilisation nur die servilsten ihrer Höflinge Glauben heucheln werden.

Es erscheint ein offenbarer Widerspruch, daß Personen von solcher Machtvollkommenheit selbst der größten Sorgfalt bedürfen, um vor den sie bedrohenden Gefahren beschützt zu werden, aber es ist nicht der einzige Widerspruch, der in der Behandlung königlicher Personen bei den Wilden zutage tritt. Diese Völker halten es auch für notwendig, ihre Könige zu überwachen, daß sie ihre Kräfte im rechten Sinne verwenden; sie sind ihrer guten Intentionen oder ihrer Gewissenhaftigkeit keineswegs sicher. Ein Zug von Mißtrauen mengt sich der Motivierung der Tabuvorschriften für den König bei. »Die Idee, daß urzeitliches Königstum ein Despotismus ist«, sagt *Frazer*[2], »demzufolge das Volk nur für seinen Herrscher existiert, ist auf die Monarchien, die wir

1. *Frazer*, Taboo. The Burden of Royalty, p. 7.
2. l. c., p. 7.

hier im Auge haben, ganz und gar nicht anwendbar. Im Gegenteile, in diesen lebt der Herrscher nur für seine Untertanen; sein Leben hat einen Wert nur so lange, als er die Pflichten seiner Stellung erfüllt, den Lauf der Natur zum Besten seines Volkes regelt. Sobald er darin nachläßt oder versagt, wandeln sich die Sorgfalt, die Hingebung, die religiöse Verehrung, deren Gegenstand er bisher im ausgiebigsten Maße war, in Haß und Verachtung um. Er wird schmählich davongejagt und mag froh sein, wenn er das nackte Leben rettet. Heute noch als Gott verehrt, mag es ihm passieren, morgen als Verbrecher erschlagen zu werden. Aber wir haben kein Recht, dies veränderte Benehmen seines Volkes als Unbeständigkeit oder Widerspruch zu verurteilen, das Volk bleibt vielmehr durchaus konsequent. Wenn ihr König ihr Gott ist, so denken sie, muß er sich auch als ihr Beschützer erweisen; und wenn er sie nicht beschützen will, soll er einem anderen, der bereitwilliger ist, den Platz räumen. Solange er aber ihren Erwartungen entspricht, kennt ihre Sorgfalt für ihn keine Grenzen, und sie nötigen ihn dazu, sich selbst mit der gleichen Fürsorge zu behandeln. Ein solcher König lebt wie eingemauert hinter einem System von Zeremoniell und Etikette, eingesponnen in ein Netz von Gebräuchen und Verboten, deren Absicht keineswegs dahin geht, seine Würde zu erhöhen, noch weniger sein Wohlbehagen zu steigern, sondern die einzig und allein bezwecken, ihn vor Schritten zurückzuhalten, welche die Harmonie der Natur stören und so ihn, sein Volk und das ganze Weltall gleichzeitig zugrunde richten könnten. Diese Vorschriften, weit entfernt, seinem Behagen zu dienen, mengen sich in jede seiner Handlungen, heben seine Freiheit auf und machen das Leben, das sie angeblich versichern wollen, zur Bürde und zur Qual.«

Eines der grellsten Beispiele von solcher Fesselung und Lähmung eines heiligen Herrschers durch das Tabuzeremoniell scheint in der Lebensweise des Mikado von Japan in früheren Jahrhunderten erzielt worden zu sein. Eine Beschreibung, die jetzt über zweihundert Jahre alt ist[1], erzählt: »Der Mikado glaubt, daß es seiner Würde und Heiligkeit nicht angemessen sei, den Boden mit den Füßen zu berühren;

1. *Kämpfer*, History of Japan bei *Frazer*, l. c., p. 3.

wenn er also irgendwohin gehen will, muß er auf den Schultern von Männern hingetragen werden. Es geht aber noch viel weniger an, daß er seine heilige Person der freien Luft aussetze, und die Sonne wird der Ehre nicht gewürdigt, auf sein Haupt zu scheinen. Allen Teilen seines Körpers wird eine so hohe Heiligkeit zugeschrieben, daß weder sein Haupthaar, noch sein Bart geschoren und seine Nägel nicht geschnitten werden dürfen. Damit er aber nicht zu sehr verwahrlose, waschen sie ihn nachts, wenn er schläft: sie sagen, was man in diesem Zustand von seinem Körper nimmt, kann nur als gestohlen aufgefaßt werden, und ein solcher Diebstahl tut seiner Würde und Heiligkeit keinen Eintrag. In noch früheren Zeiten mußte er jeden Vormittag einige Stunden lang mit der Kaiserkrone auf dem Haupte auf dem Throne sitzen, aber er mußte sitzen wie eine Statue, ohne Hände, Füße, Kopf oder Augen zu bewegen; nur so, meinte man, könne er Ruhe und Frieden im Reiche erhalten. Wenn er unseligerweise sich nach der einen oder der anderen Seite wenden sollte, oder eine Zeitlang den Blick bloß auf einen Teil seines Reiches richtete, so würden Krieg, Hungersnot, Feuer, Pest oder sonst ein großes Unheil hereinbrechen, um das Land zu verheeren.«

Einige der Tabu, denen barbarische Könige unterworfen sind, mahnen lebhaft an die Beschränkungen der Mörder. In *Shark Point* bei *Kap Padron* in Unter-Guinea (Westafrika) lebt ein Priesterkönig, *Kukulu*, allein in einem Wald. Er darf kein Weib berühren, auch sein Haus nicht verlassen, ja nicht einmal von seinem Stuhl aufstehen, in dem er sitzend schlafen muß. Wenn er sich niederlegte, würde der Wind aufhören und die Schiffahrt gestört sein. Seine Funktion ist es, die Stürme in Schranken zu halten und im allgemeinen für einen gleichmäßig gesunden Zustand der Atmosphäre zu sorgen[1]. Je mächtiger ein König von *Loango* ist, sagt *Bastian*, desto mehr Tabu muß er beobachten. Auch der Thronfolger ist von Kindheit an an sie gebunden, aber sie häufen sich um ihn, während er heranwächst; im Momente der Thronbesteigung ist er von ihnen erstickt.

1. *A. Bastian*. »Die deutsche Expedition an der *Loangoküste*«. Jena 1874, bei *Frazer*, l. c., p. 5.

Unser Raum gestattet es nicht und unser Interesse erfordert es nicht, daß wir in die Beschreibung der an der Königs- oder Priesterwürde haftenden Tabu weiter eingehen. Führen wir noch an, daß Beschränkungen der freien Bewegung und der Diät die Hauptrolle unter ihnen spielen. Wie konservierend aber auf alte Gebräuche der Zusammenhang mit diesen privilegierten Personen wirkt, mag aus zwei Beispielen von Tabuzeremoniell hervorgehen, die von zivilisierten Völkern, also von weit höheren Kulturstufen, genommen sind.

Der *Flamen Dialis,* der Oberpriester des Jupiter im alten Rom, hatte eine außerordentlich große Anzahl von Tabugeboten zu beobachten. Er durfte nicht reiten, kein Pferd, keine Bewaffneten sehen, keinen Ring tragen, der nicht zerbrochen war, keinen Knoten an seinen Gewändern haben, Weizenmehl und Sauerteig nicht berühren, eine Ziege, einen Hund, rohes Fleisch, Bohnen und Efeu nicht einmal beim Namen nennen; sein Haar durfte nur von einem freien Mann mit einem Bronzemesser geschnitten, seine Haare und Nägelabfälle mußten unter einem glückbringenden Baum vergraben werden; er durfte keinen Toten anrühren, nicht unbedeckten Hauptes unter freiem Himmel stehen u. dgl. Seine Frau, die *Flaminica,* hatte überdies ihre eigenen Verbote: Sie durfte auf einer gewissen Art von Treppen nicht höher als drei Stufen steigen, an gewissen Festtagen ihr Haar nicht kämmen; das Leder ihrer Schuhe durfte von keinem Tier genommen werden, das eines natürlichen Todes gestorben war, sondern nur von einem geschlachteten oder geopferten; wenn sie Donner hörte, war sie unrein, bis sie ein Sühnopfer dargebracht hatte[1].

Die alten Könige von *Irland* waren einer Reihe von höchst sonderbaren Beschränkungen unterworfen, von deren Einhaltung aller Segen, von deren Übertretung alles Unheil für das Land erwartet wurde. Das vollständige Verzeichnis dieser Tabu ist in dem *Book of Rights* gegeben, dessen älteste handschriftliche Exemplare die Jahreszahlen 1390 und 1418 tragen. Die Verbote sind äußerst detailliert, betreffen gewisse Tätigkeiten an bestimmten Orten und zu

1. *Frazer,* l. c., p. 13.

bestimmten Zeiten; in dieser Stadt darf der König nicht an einem gewissen Wochentag weilen, jenen Fluß nicht um eine genannte Stunde übersetzen, nicht volle neun Tage auf einer gewissen Ebene lagern u. dgl.[1].

Die Härte der Tabubeschränkungen für die Priesterkönige hat bei vielen wilden Völkern eine Folge gehabt, die historisch bedeutsam und für unsere Gesichtspunkte besonders interessant ist. Die Priesterkönigswürde hörte auf, etwas Begehrenswertes zu sein; wem sie bevorstand, der wandte oft alle Mittel an, um ihr zu entgehen. So wird es auf *Combodscha,* wo es einen Feuer- und einen Wasserkönig gibt, oft notwendig, die Nachfolger mit Gewalt zur Annahme der Würde zu zwingen. Auf *Nine* oder *Savage Island,* einer Koralleninsel im Stillen Ozean, kam die Monarchie tatsächlich zu Ende, weil sich niemand mehr bereit finden wollte, das verantwortliche und gefährliche Amt zu übernehmen. In manchen Teilen von Westafrika wird nach dem Tode des Königs ein geheimes Konzil abgehalten, um den Nachfolger zu bestimmen. Der, auf welchen die Wahl fällt, wird gepackt, gebunden und im Fetischhaus in Gewahrsam gehalten, bis er sich bereit erklärt hat, die Krone anzunehmen. Gelegentlich findet der präsumtive Thronfolger Mittel und Wege, um sich der ihm zugedachten Ehre zu entziehen; so wird von einem Häuptling berichtet, daß er Tag und Nacht Waffen zu tragen pflegte, um jedem Versuch, ihn auf den Thron zu setzen, mit Gewalt zu widerstehen[2]. Bei den Negern von *Sierra Leone* ward das Widerstreben gegen die Annahme der Königswürde so groß, daß die meisten Stämme genötigt waren, Fremde zu ihren Königen zu machen.

Frazer führt es auf diese Verhältnisse zurück, daß sich in der Entwicklung der Geschichte endlich eine Scheidung des ursprünglichen Priesterkönigtums in eine geistliche und weltliche Macht vollzog. Die von der Bürde ihrer Heiligkeit erdrückten Könige wurden unfähig, die Herrschaft in realen Dingen auszuüben, und mußten diese geringeren, aber tatkräftigen Personen überlassen, welche bereit waren, auf

1. *Frazer,* l. c., p. 11.

2. *A. Bastian,* »Die deutsche Expedition an der Loangoküste«, bei *Frazer,* l. c., p. 18.

die Ehren der Königswürde zu verzichten. Aus diesen erwuchsen dann die weltlichen Herrscher, während die nun praktisch bedeutungslose geistliche Oberhoheit den früheren Tabukönigen verblieb. Es ist bekannt, wieweit diese Aufstellung in der Geschichte des alten Japans Bestätigung findet.

Wenn wir nun das Bild der Beziehungen der primitiven Menschen zu ihren Herrschern überblicken, so regt sich in uns die Erwartung, daß uns der Fortschritt von seiner Beschreibung zu seinem psychoanalytischen Verständnis nicht schwer fallen wird. Diese Beziehungen sind sehr verwickelter Natur und nicht frei von Widersprüchen. Man räumt den Herrschern große Vorrechte ein, welche sich mit den Tabuverboten der anderen geradezu decken. Es sind privilegierte Personen; sie dürfen eben das tun oder genießen, was den übrigen durch das Tabu vorenthalten ist. Im Gegensatz zu dieser Freiheit steht aber, daß sie durch andere Tabu beschränkt sind, welche auf die gewöhnlichen Individuen nicht drücken. Hier ist also ein erster Gegensatz, fast ein Widerspruch, zwischen einem Mehr von Freiheit und einem Mehr an Beschränkung für dieselben Personen. Man traut ihnen außerordentliche Zauberkräfte zu und fürchtet sich deshalb vor der Berührung mit ihren Personen oder ihrem Eigentum, während man anderseits von diesen Berührungen die wohltätigste Wirkung erwartet. Dies scheint ein zweiter, besonders greller Widerspruch zu sein; allein wir haben bereits erfahren, daß er nur scheinbar ist. Heilend und schützend wirkt die Berührung, die vom König selbst in wohlwollender Absicht ausgeht; gefährlich ist nur die Berührung, die vom gemeinen Mann am König und am Königlichen verübt wird, wahrscheinlich weil sie an aggressive Tendenzen mahnen kann. Ein anderer, nicht so leicht auflösbarer Widerspruch äußert sich darin, daß man dem Herrscher eine so große Gewalt über die Vorgänge der Natur zuschreibt und sich doch für verpflichtet hält, ihn mit ganz besonderer Sorgfalt gegen ihm drohende Gefahren zu beschützen, als ob seine eigene Macht, die so vieles kann, nicht auch dies vermöchte. Eine weitere Erschwerung des Verhältnisses stellt sich dann her, indem man dem Herrscher nicht das Zutrauen entgegenbringt, er werde seine ungeheure Macht in der richtigen Weise zum Vorteil der Untertanen wie zu seinem eigenen Schutz verwenden wollen; man mißtraut ihm also und hält sich für berechtigt, ihn zu überwachen. Allen diesen Absichten der Bevormundung des Königs, seinem Schutz vor Gefahren und dem Schutz der Untertanen vor der Gefahr, die er ihnen bringt, dient gleichzeitig die Tabuetikette, der das Leben des Königs unterworfen wird.

Es liegt nahe, folgende Erklärung für das komplizierte und widerspruchsvolle Verhältnis der Primitiven zu ihren Herrschern zu geben: Aus abergläubischen und anderen Motiven kommen in der Behandlung der Könige mannigfache Tendenzen zum Ausdruck, von denen jede ohne Rücksicht auf die anderen zum Extrem entwickelt wird. Daraus entstehen dann die Widersprüche, an denen der Intellekt der Wilden übrigens so wenig Anstoß nimmt wie der der Höchstzivilisierten, wenn es sich nur um Verhältnisse der Religion oder der »Loyalität« handelt.

Das wäre soweit gut, aber die psychoanalytische Technik wird gestatten, tiefer in den Zusammenhang einzudringen und Näheres über die Natur dieser mannigfaltigen Tendenzen auszusagen. Wenn wir den geschilderten Sachverhalt der Analyse unterziehen, gleichsam als ob er sich im Symptombild einer Neurose fände, so werden wir zunächst an das Übermaß von ängstlicher Sorge anknüpfen, welches als Begründung des Tabuzeremoniells ausgegeben wird. Dies Vorkommen einer solchen Überzärtlichkeit ist in der Neurose, speziell bei der Zwangsneurose, die wir in erster Linie zum Vergleich heranziehen, sehr gewöhnlich. Ihre Herkunft ist uns sehr wohl verständlich geworden. Sie tritt überall dort auf, wo außer der vorherrschenden Zärtlichkeit eine gegensätzliche aber unbewußte Strömung von Feindseligkeit besteht, also der typische Fall der ambivalenten Gefühlseinstellung realisiert ist. Dann wird die Feindseligkeit überschrieen durch eine übermäßige Steigerung der Zärtlichkeit, die sich als Ängstlichkeit äußert und die zwanghaft wird, weil sie sonst ihrer Aufgabe, die unbewußte Gegenströmung in der Verdrängung zu erhalten, nicht genügen würde. Jeder Psychoanalytiker hat es erfahren, mit welcher Sicherheit die ängstliche Überzärtlichkeit unter den unwahrscheinlichsten Verhältnissen, z. B. zwischen Mutter und Kind oder bei zärtlichen Eheleuten, diese Auflösung gestattet. Auf die Behandlung der privilegierten Personen angewendet, ergäbe sich die Einsicht, daß der Verehrung, ja Vergötterung derselben im Unbewußten eine intensive feindselige Strömung entgegensteht, daß also hier, wie wir es erwartet haben, die Situation der ambivalenten Gefühlseinstellung verwirklicht ist. Das Mißtrauen, welches als Beitrag zur Motivierung der Königstabu unabweisbar erscheint, wäre eine andere, direktere Äußerung derselben unbewußten Feindseligkeit. Ja, wir wären – infolge der Mannigfaltigkeit der Endausgänge eines solchen Konflikts bei verschiedenen Völkern – nicht um Beispiele verlegen, in denen uns der Nachweis einer solchen Feindseligkeit noch viel leichter fiele. Die wilden *Timmes* von *Sierra Leone*, hören wir bei *Frazer*[1], haben sich das Recht vorbehalten, ihren gewählten König am Abend vor seiner Krönung durchzuprügeln, und sie bedienen sich dieses konstitutionellen Vorrechtes mit solcher Gründlichkeit, daß der unglückliche Herrscher gelegentlich seine Erhebung auf den Thron um nicht lange Zeit überlebt, daher haben es sich die Großen des Volkes zur Regel gemacht, wenn sie einen Groll gegen einen bestimmten Mann haben, diesen zum König zu wählen. Immerhin wird auch in solchen grellen Fällen die Feindseligkeit sich nicht als solche bekennen, sondern sich als Zeremoniell gebärden.

Ein anderes Stück im Verhalten der Primitiven gegen ihre Herrscher ruft die Erinnerung an einen Vorgang wach, der, in der Neurose allgemein verbreitet, in dem sogenannten Verfolgungswahn offen zutage tritt. Es wird hier die Bedeutung einer bestimmten Person außerordentlich erhöht, ihre Machtvollkommenheit ins Unwahrscheinliche gesteigert, um ihr desto eher die Verantwortlichkeit für alles Widrige, was dem Kranken widerfährt, aufladen zu können. Eigentlich verfahren ja die Wilden mit ihren Königen nicht anders, wenn sie ihnen die Macht über Regen und Sonnenschein, Wind und Wetter zuschreiben und sie dann absetzen oder töten, weil die Natur ihre Erwartungen auf eine gute Jagd oder eine reiche Ernte enttäuscht hat. Das

1. l. c., p. 18, nach *Zweifel* et *Monstier*, Voyage aux sources du Niger, 1880.

Vorbild, welches der Paranoiker im Verfolgungswahn wiederherstellt, liegt im Verhältnis des Kindes zu seinem Vater. Dem Vater kommt eine derartige Machtfülle in der Vorstellung des Sohnes regelmäßig zu, und es zeigt sich, daß das Mißtrauen gegen den Vater mit seiner Hochschätzung innig verknüpft ist. Wenn der Paranoiker eine Person seiner Lebensbeziehungen zu seinem »Verfolger« ernennt, so hebt er sie damit in die Väterreihe, bringt sie unter die Bedingungen, die ihm gestatten, sie für alles Unglück seiner Empfindung verantwortlich zu machen. So mag uns diese zweite Analogie zwischen dem Wilden und dem Neurotiker die Einsicht ahnen lassen, wie vieles im Verhältnis des Wilden zu seinem Herrscher aus der infantilen Einstellung des Kindes zum Vater hervorgeht.

Den stärksten Anhaltspunkt für unsere Betrachtungsweise, welche die Tabuverbote mit neurotischen Symptomen vergleichen will, finden wir aber im Tabuzeremoniell selbst, dessen Bedeutung für die Stellung des Königtums vorhin erörtert wurde. Dieses Zeremoniell trägt seinen Doppelsinn und seine Herkunft von ambivalenten Tendenzen unverkennbar zur Schau, wenn wir nur annehmen wollen, daß es die Wirkungen, die es hervorbringt, auch von allem Anfang an beabsichtigt hat. Es zeichnet nicht nur die Könige aus und erhebt sie über alle gewöhnlichen Sterblichen, es macht ihnen auch das Leben zur Qual und zur unerträglichen Bürde und zwingt sie in eine Knechtschaft, die weit ärger ist als die ihrer Untertanen. Es erscheint uns als das richtige Gegenstück zur Zwangshandlung der Neurose, in der sich der unterdrückte Trieb und der ihn unterdrückende zur gleichzeitigen und gemeinsamen Befriedigung treffen. Die Zwangshandlung ist *angeblich* ein Schutz gegen die verbotene Handlung; wir möchten aber sagen, sie ist *eigentlich* die Wiederholung des Verbotenen. Das »angeblich« wendet sich hier der bewußten, das »eigentlich« der unbewußten Instanz des Seelenlebens zu. So ist auch das Tabuzeremoniell der Könige angeblich die höchste Ehrung und Sicherung derselben, eigentlich die Strafe für die Erhöhung, die Rache, welche die Untertanen an ihnen nehmen. Die Erfahrungen, die *Sancho Pansa* bei *Cervantes* als Gouverneur auf seiner Insel macht, haben ihn offenbar diese Auffassung des höfischen Zeremoniells als die einzig zutreffende erkennen lassen. Es ist sehr wohl möglich, daß wir weitere Zustimmungen zu hören bekämen, wenn wir Könige und Herrscher von heute zur Äußerung darüber veranlassen könnten.

Warum die Gefühlseinstellung gegen die Herrscher einen so mächtigen unbewußten Beitrag von Feindseligkeit enthalten sollte, ist ein sehr interessantes, aber die Grenzen dieser Arbeit überschreitendes Problem. Den Hinweis auf den infantilen Vaterkomplex haben wir bereits gegeben; fügen wir hinzu, daß die Verfolgung der Vorgeschichte des Königtums uns die entscheidenden Aufklärungen bringen müßte. Nach *Frazers* eindrucksvollen, aber nach eigenem Zugeständnis nicht ganz zwingenden Erörterungen waren die ersten Könige Fremde, die nach kurzer Herrschaft zum Opfertod bei feierlichen Festen als Repräsentanten der Gottheit bestimmt waren[1]. Noch die Mythen des Christentums wären von der Nachwirkung dieser Entwicklungsgeschichte der Könige berührt.

c) Das Tabu der Toten

Wir wissen, daß die Toten mächtige Herrscher sind; wir werden vielleicht erstaunt sein zu erfahren, daß sie als Feinde betrachtet werden.

Das Tabu der Toten erweist, wenn wir auf dem Boden des Vergleiches mit der Infektion bleiben dürfen, bei den meisten primitiven Völkern eine besondere Virulenz. Es äußert sich zunächst in den Folgen, welche die Berührung des Toten nach sich zieht, und in der Behandlung der um den Toten Trauernden. Bei den *Maori* war jeder, der eine Leiche berührt oder an ihrer Grablegung teilgenommen hatte, aufs äußerste unrein und nahezu abgeschnitten von allem Verkehr mit seinen Mitmenschen, sozusagen boykottiert. Er konnte kein Haus betreten, keiner Person oder Sache nahe kommen, ohne sie mit der gleichen Eigenschaft anzustecken. Ja, er durfte nicht einmal Nahrung mit seinen Händen berühren, diese waren ihm durch ihre Unreinheit geradezu

1. *Frazer*, »The Magic Art and the Evolution of Kings«, 2. vol. 1911. (The Golden Bough.)

unbrauchbar geworden. Man stellte ihm das Essen auf den Boden hin, und ihm blieb nichts übrig, als sich dessen mit den Lippen und den Zähnen, so gut es eben ging, zu bemächtigen, während er seine Hände nach dem Rücken gebogen hielt. Gelegentlich war es erlaubt, daß eine andere Person ihn füttere, die es dann mit ausgestrecktem Arm tat, sorgsam, den Unseligen nicht selbst zu berühren, aber diese Hilfsperson war dann selbst Einschränkungen unterworfen, die nicht viel weniger drückend waren als die eigenen. Es gab wohl in jedem Dorf ein ganz verkommenes, von der Gesellschaft ausgestoßenes Individuum, das in der armseligsten Weise von spärlichen Almosen lebte. Diesem Wesen war es allein gestattet, sich auf Armeslänge dem zu nähern, der die letzte Pflicht gegen einen Verstorbenen erfüllt hatte. War aber dann die Zeit der Abschließung vorüber, und durfte der durch die Leiche Verunreinigte sich wieder unter seine Genossen mengen, so wurde alles Geschirr, dessen er sich in der gefährlichen Zeit bedient hatte, zerschlagen, und alles Zeug weggeworfen, mit dem er bekleidet gewesen war.

Die Tabugebräuche nach der körperlichen Berührung von Toten sind in ganz Polynesien, Melanesien und in einem Teil von Afrika die nämlichen; ihr konstantestes Stück ist das Verbot, Nahrung selbst zu berühren, und die sich daraus ergebende Notwendigkeit, von anderen gefüttert zu werden. Es ist bemerkenswert, daß in Polynesien oder vielleicht nur in *Hawaii*[1] Priesterkönige während der Ausübung heiliger Handlungen denselben Beschränkungen unterlagen. Bei den Tabu der Toten auf *Tonga* tritt die Abstufung und allmähliche Aufhebung der Verbote durch die eigene Tabukraft sehr deutlich hervor. Wer den Leichnam eines toten Häuptlings berührt hatte, war durch zehn Monate unrein; wenn er aber selbst ein Häuptling war, nur durch drei, vier oder fünf Monate, je nach dem Rang des Verstorbenen; aber wenn es sich um die Leiche des vergötterten Oberhäuptlings handelte, wurden selbst die größten Häuptlinge durch zehn Monate tabu. Die Wilden glauben fest daran, daß, wer solche Tabuvorschriften übertritt, schwer erkranken und sterben muß, so fest, daß

1. *Frazer,* Taboo, p. 138 usw.

sie nach der Meinung eines Beobachters noch niemals den Versuch gewagt haben, sich vom Gegenteil zu überzeugen[1].

Im wesentlichen gleichartig, aber für unsere Zwecke interessanter sind die Tabubeschränkungen jener Personen, deren Berührung mit den Toten im übertragenen Sinne zu verstehen ist, der trauernden Angehörigen, der Witwer und Witwen. Sehen wir in den bisher erwähnten Vorschriften nur den typischen Ausdruck der Virulenz und der Ausbreitungsfähigkeit des Tabu, so schimmern in den nun mitzuteilenden die Motive der Tabu durch, und zwar sowohl die vorgeblichen als auch solche, die wir für die tiefliegenden, echten halten dürfen.

Bei den *Shuswap* in *Britisch-Kolumbia* müssen Witwen und Witwer während ihrer Trauerzeit abgesondert leben; sie dürfen weder ihren eigenen Körper noch ihren Kopf mit ihren Händen berühren; alles Geschirr, dessen sie sich bedienen, ist dem Gebrauche anderer entzogen. Kein Jäger wird sich der Hütte, in welcher solche Trauernde wohnen, nähern wollen, denn das brächte ihm Unglück; wenn der Schatten eines Trauernden auf ihn fallen würde, müßte er erkranken. Die Trauernden schlafen auf Dornbüschen und umgeben ihr Bett mit solchen. Diese letztere Maßregel ist dazu bestimmt, den Geist des Verstorbenen fernzuhalten, und noch deutlicher ist wohl der von anderen nordamerikanischen Stämmen berichtete Gebrauch der Witwe, eine Zeitlang nach dem Tode des Mannes ein hosenartiges Kleidungsstück aus trockenem Gras zu tragen, um sich unzugänglich für die Annäherung des Geistes zu machen. So wird uns die Vorstellung nahegelegt, daß die Berührung »im übertragenen Sinne« doch nur als ein körperlicher Kontakt verstanden wird, da der Geist des Verstorbenen nicht von seinen Angehörigen weicht, nicht abläßt, sie während der Zeit der Trauer zu »umschweben«.

Bei den *Agutainos*, die auf *Palawan*, einer der *Philippinen*, wohnen, darf eine Witwe ihre Hütte die ersten sieben oder acht Tage nach dem Todesfall nicht verlassen, es sei denn zur Nachtzeit, wenn sie Begegnungen nicht zu erwarten hat.

1. *W. Mariner*, »The Natives of the Tonga Islands«, 1818, bei *Frazer*, l. c., p. 140.

Wer sie erschaut, gerät in Gefahr augenblicklich zu sterben, und darum warnt sie selbst vor ihrer Annäherung, indem sie bei jedem Schritt mit einem hölzernen Stab gegen die Bäume schlägt; diese Bäume aber verdorren. Worin die Gefährlichkeit einer solchen Witwe bestehen mag, wird uns durch eine andere Beobachtung erläutert. Im *Mekeo*bezirk von *Britisch-Neuguinea* wird ein Witwer aller bürgerlichen Rechte verlustig und lebt für eine Weile wie ein Ausgestoßener. Er darf keinen Garten bebauen, sich nicht öffentlich zeigen, das Dorf und die Straße nicht betreten. Er schleicht wie ein wildes Tier im hohen Gras oder im Gebüsch umher, und muß sich im Dickicht verstecken, wenn er jemanden, besonders aber ein Weib, herannahen sieht. Diese letztere Andeutung macht es uns leicht, die Gefährlichkeit des Witwers oder der Witwe auf die Gefahr der *Versuchung* zurückzuführen. Der Mann, der sein Weib verloren hat, soll dem Begehren nach einem Ersatz ausweichen; die Witwe hat mit demselben Wunsch zu kämpfen und mag überdies als herrenlos die Begehrlichkeit anderer Männer erwecken. Jede solche Ersatzbefriedigung läuft gegen den Sinn der Trauer; sie müßte den Zorn des Geistes auflodern lassen[1].

Eines der befremdendsten, aber auch lehrreichsten Tabugebräuche der Trauer bei den Primitiven ist das Verbot, den *Namen* des Verstorbenen auszusprechen. Es ist ungemein verbreitet, hat mannigfaltige Ausführungen erfahren und bedeutsame Konsequenzen gehabt.

Außer bei den Australiern und Polynesiern, welche uns die Tabugebräuche in ihrer besten Erhaltung zu zeigen pflegen, findet sich dieses Verbot bei so entfernten und einander so fremden Völkern wie die *Samojeden* in Sibirien und die *Todas* in Südindien, die *Mongolen* der Tartarei und die *Tuaregs* der Sahara, die *Aino* in Japan und die *Akamba* und *Nandi* in Zentralafrika, die *Tinguanen* auf den *Philippinen* und die Einwohner der *Nikobarischen* Inseln, von *Madagaskar* und *Borneo*[2]. Bei einigen dieser Völker gilt

1. Dieselbe Kranke, deren »Unmöglichkeiten« ich oben (S. 38) mit den Tabu zusammengestellt habe, bekannte, daß sie jedesmal in Entrüstung gerate, wenn sie einer in Trauer gekleideten Person auf der Straße begegne. Solchen Leuten sollte das Ausgehen verboten sein!

2. *Frazer*, l. c., p. 353.

das Verbot und die aus ihm sich ableitenden Folgen nur für die Zeit der Trauer, bei anderen bleibt es permanent, doch scheint es in allen Fällen mit der Entfernung vom Zeitpunkte des Todesfalles abzublassen.

Die Vermeidung des Namens des Verstorbenen wird in der Regel außerordentlich streng gehandhabt. So gilt es bei manchen südamerikanischen Stämmen als die schwerste Beleidigung der Überlebenden, den Namen des verstorbenen Angehörigen vor ihnen auszusprechen, und die darauf gesetzte Strafe ist nicht geringer als die für eine Mordtat selbst festgesetzte[1]. Warum die Nennung des Namens so verabscheut werden sollte, ist zunächst nicht leicht zu erraten, aber die mit ihr verbundenen Gefahren haben eine ganze Reihe von Auskunftsmitteln entstehen lassen, die nach verschiedenen Richtungen interessant und bedeutungsvoll sind. So sind die *Masai* in Afrika auf die Ausflucht gekommen, den Namen des Verstorbenen unmittelbar nach seinem Tode zu ändern; er darf nun ohne Scheu mit dem neuen Namen erwähnt werden, während alle Verbote an den alten geknüpft bleiben. Es scheint dabei vorausgesetzt, daß der Geist seinen neuen Namen nicht kennt und nicht erfahren wird. Die australischen Stämme an der *Adelaide* und der *Encounter Bay* sind in ihrer Vorsicht so konsequent, daß nach einem Todesfall alle Personen ihre Namen gegen einen anderen vertauschen, welche ebenso oder sehr ähnlich geheißen haben wie der Verstorbene. Manchmal wird in weiterer Ausdehnung derselben Erwägung die Namensänderung nach einem Todesfall bei allen Angehörigen des Verstorbenen vorgenommen, ohne Rücksicht auf den Gleichklang der Namen, so bei einigen Stämmen in *Victoria* und in *Nordwestamerika*. Ja bei den *Guaycurus* in *Paraguay* pflegte der Häuptling bei so traurigem Anlaß allen Mitgliedern des Stammes neue Namen zu geben, die sie fortan erinnerten, als ob sie sie von jeher getragen hätten[2].

Ferner, wenn der Name des Verstorbenen sich mit der Bezeichnung eines Tieres, Gegenstandes usw. gedeckt hatte, erschien es manchen unter den angeführten Völkern not-

1. *Frazer*, l. c., p. 352 usw.
2. *Frazer*, l. c., p. 357, nach einem alten spanischen Beobachter, 1732.

wendig, auch diese Tiere und Objekte neu zu benennen, damit man beim Gebrauch dieser Worte nicht an den Verstorbenen erinnert werde. Daraus mußte sich eine nie zur Ruhe kommende Veränderung des Sprachschatzes ergeben, die den Missionären Schwierigkeiten genug bereitete, besonders wo die Namensverpönung eine permanente war. In den sieben Jahren, die der Missionär *Dobrizhofer* bei den *Abiponen* in Paraguay verbrachte, wurde der Name für Jaguar dreimal abgeändert, und die Worte für Krokodil, Dornen und Tierschlachten hatten ähnliche Schicksale[1]. Die Scheu, einen Namen auszusprechen, der einem Verstorbenen angehört hat, dehnt sich aber auch nach der Richtung hin aus, daß man alles zu erwähnen vermeidet, wobei dieser Verstorbene eine Rolle spielte, und als bedeutsame Folge dieses Unterdrückungsprozesses ergibt sich, daß diese Völker keine Tradition, keine historischen Reminiszenzen haben und einer Erforschung ihrer Vorgeschichte die größten Schwierigkeiten in den Weg legen. Bei einer Reihe dieser primitiven Völker haben sich aber auch kompensierende Gebräuche eingebürgert, um die Namen der Verstorbenen nach einer langen Zeit von Trauer wieder zu erwekken, indem man sie an Kinder verleiht, die als die Wiedergeburt der Toten betrachtet werden.

Das Befremdende dieses Namentabu ermäßigt sich, wenn wir daran gemahnt werden, daß für die Wilden der Name ein wesentliches Stück und ein wichtiger Besitz der Persönlichkeit ist, daß sie dem Worte volle Dingbedeutung zuschreiben. Dasselbe tun, wie ich an anderen Orten ausgeführt habe, unsere Kinder, die sich darum niemals mit der Annahme einer bedeutungslosen Wortähnlichkeit begnügen, sondern konsequent schließen, wenn zwei Dinge mit gleichklingenden Namen genannt werden, so müßte damit eine tiefgehende Übereinstimmung zwischen beiden bezeichnet sein. Auch der zivilisierte Erwachsene mag an manchen Besonderheiten seines Benehmens noch erraten, daß er von dem Voll- und Wichtignehmen der Eigennamen nicht so weit entfernt ist, wie er glaubt, und daß sein Name in einer ganz besonderen Art mit seiner Person verwachsen ist. Es stimmt dann hiezu, wenn die psychoanalytische Pra-

1. *Frazer*, l. c., p. 360.

xis vielfachen Anlaß findet, auf die Bedeutung der Namen in der unbewußten Denktätigkeit hinzuweisen[1].

Die Zwangsneurotiker benehmen sich dann, wie zu erwarten stand, in betreff der Namen ganz wie die Wilden. Sie zeigen die volle »Komplexempfindlichkeit« gegen das Aussprechen und Anhören bestimmter Worte und Namen (ähnlich wie auch andere Neurotiker), und leiten aus ihrer Behandlung des eigenen Namens eine gute Anzahl von oft schweren Hemmungen ab. Eine solche Tabukranke, die ich kannte, hatte die Vermeidung angenommen, ihren Namen niederzuschreiben, aus Angst, er könnte in jemandes Hand geraten, der damit in den Besitz eines Stückes von ihrer Persönlichkeit gekommen wäre. In der krampfhaften Treue, durch die sie sich gegen die Versuchungen ihrer Phantasie schützen mußte, hatte sie sich das Gebot geschaffen, »nichts von ihrer Person herzugeben«. Dazu gehörte zunächst der Name, in weiterer Ausdehnung die Handschrift, und darum gab sie schließlich das Schreiben auf.

So finden wir es nicht mehr auffällig, wenn von den Wilden der Name des Toten als ein Stück seiner Person gewertet und zum Gegenstand des den Toten betreffenden Tabu gemacht wird. Auch die Namensnennung des Toten läßt sich auf die Berührung mit ihm zurückführen, und wir dürfen uns dem umfassenderen Problem zuwenden, weshalb diese Berührung von so strengem Tabu betroffen ist.

Die naheliegendste Erklärung würde auf das natürliche Grauen hinweisen, welches der Leichnam und die Veränderungen, die alsbald an ihm bemerkt werden, erregt. Daneben müßte man der Trauer um den Toten einen Platz einräumen, als Motiv für alles, was sich auf diesen Toten bezieht. Allein das Grauen vor dem Leichnam deckt offenbar nicht die Einzelheiten der Tabuvorschriften, und die Trauer kann uns niemals erklären, daß die Erwähnung des Toten ein schwerer Schimpf für dessen Hinterbliebene ist. Die Trauer liebt es vielmehr, sich mit dem Verstorbenen zu beschäftigen, sein Andenken auszuarbeiten und für möglichst lange Zeit zu erhalten. Für die Eigentümlichkeiten der Tabugebräuche muß etwas anderes als die Trauer verantwortlich gemacht werden, etwas, das offenbar andere

1. *Stekel, Abraham.*

Absichten als diese verfolgt. Gerade die Tabu der Namen verraten uns dies noch unbekannte Motiv, und sagten es die Gebräuche nicht, so würden wir es aus den Angaben der trauernden Wilden selbst erfahren.

Sie machen nämlich kein Hehl daraus, daß sie sich vor der Gegenwart und der Wiederkehr des Geistes des Verstorbenen *fürchten;* sie üben eine Menge von Zeremonien, um ihn fernzuhalten, ihn zu vertreiben[1]. Seinen Namen auszusprechen, dünkt ihnen eine Beschwörung, der seine Gegenwart auf dem Fuße folgen wird[2]. Sie tun darum folgerichtig alles, um einer solchen Beschwörung und Erweckung aus dem Wege zu gehen. Sie verkleiden sich, damit der Geist sie nicht erkenne[3], oder sie entstellen seinen oder den eigenen Namen; sie wüten gegen den rücksichtslosen Fremden, der den Geist durch Nennung seines Namens auf seine Hinterbliebenen hetzt. Es ist unmöglich, der Folgerung auszuweichen, daß sie, nach *Wundts* Ausdruck, an der Furcht »vor seiner zum Dämon gewordenen Seele« leiden[4].

Mit dieser Einsicht wären wir bei der Bestätigung der Auffassung *Wundts* angelangt, welche das Wesen des Tabu, wie wir gehört haben, in der Angst vor den Dämonen findet.

Die Voraussetzung dieser Lehre, daß das teure Familienmitglied mit dem Augenblicke seines Todes zum Dämon wird, von dem die Hinterbliebenen nur Feindseliges zu erwarten haben, und gegen dessen böse Gelüste sie sich mit allen Mitteln schützen müssen, ist so sonderbar, daß man ihr zunächst den Glauben versagen wird. Allein so ziemlich alle maßgebenden Autoren sind darin einig, den Primitiven diese Auffassung zuzuschreiben. *Westermarck,* der in seinem Werke »Ursprung und Entwicklung der Moralbegriffe« dem Tabu, nach meiner Schätzung, viel zu wenig Beachtung schenkt, äußert in dem Abschnitt: Verhalten gegen Verstorbene direkt: »Überhaupt läßt mich mein Tatsachenmaterial den Schluß ziehen, daß die Toten häufiger

1. Als Beispiel eines solchen Bekenntnisses sind bei *Frazer,* l. c., p. 353, die *Tuaregs* der *Sahara* angeführt.

2. Vielleicht ist hiezu die Bedingung zu fügen: solange noch etwas von seinen körperlichen Überresten existiert. *Frazer,* l. c., p. 372.

3. Auf den Nikobaren. *Frazer,* l. c., p. 382.

4. *Wundt,* Religion und Mythus, II. Bd., p. 49.

als Feinde denn als Freunde angesehen werden[1] und daß *Jevons* und *Grant Allen* im Irrtum sind mit ihrer Behauptung, man habe früher geglaubt, die Böswilligkeit der Toten richte sich in der Regel nur gegen Fremde, während sie für Leben und Ergehen ihrer Nachkommen und Clangenossen väterlich besorgt seien.«

R. Kleinpaul hat in einem eindrucksvollen Buche die Reste des alten Seelenglaubens bei den zivilisierten Völkern zur Darstellung des Verhältnisses zwischen den Lebendigen und den Toten verwertet[2]. Es gipfelt auch nach ihm in der Überzeugung, daß die Toten mordlustig die Lebendigen nach sich ziehen. Die Toten töten; das Skelett, als welches der Tod *heute* gebildet wird, stellt dar, daß der Tod selbst nur ein Toter ist. Nicht eher fühlte sich der Lebendige vor der Nachstellung des Toten sicher, als bis er ein trennendes Wasser zwischen sich und ihn gebracht hat. Daher begrub man die Toten gern auf Inseln, brachte sie auf die andere Seite eines Flusses; die Ausdrücke Diesseits und Jenseits sind hievon ausgegangen. Eine spätere Milderung hat die Böswilligkeit der Toten auf jene Kategorien beschränkt, denen man ein besonderes Recht zum Groll einräumen mußte, auf die Ermordeten, die ihren Mörder als böse Geister verfolgen, auf die in ungestillter Sehnsucht Gestorbenen wie die Bräute. Aber ursprünglich, meint *Kleinpaul*, waren alle Toten Vampyre, alle grollten den Lebenden und trachteten, ihnen zu schaden, sie des Lebens zu berauben. Der Leichnam hat überhaupt erst den Begriff eines bösen Geistes geliefert.

Die Annahme, die liebsten Verstorbenen wandelten sich nach dem Tode zu Dämonen, läßt offenbar eine weitere Fragestellung zu. Was bewog die Primitiven dazu, ihren

1. *Westermarck*, l. c., II. Bd., p. 424. In der Anmerkung und in der Fortsetzung des Textes die reiche Fülle von bestätigenden, oft sehr charakteristischen Zeugnissen, z. B.: Die Maoris glaubten, »daß die nächsten und geliebtesten Verwandten nach dem Tode ihr Wesen ändern und selbst gegen ihre früheren Lieblinge übel gesinnt werden«. — Die Australneger glauben, jeder Verstorbene sei lange Zeit bösartig; je enger die Verwandtschaft, desto größer die Furcht. Die Zentraleskimo werden von der Vorstellung beherrscht, daß die Toten erst spät zur Ruhe gelangen, anfänglich aber zu fürchten seien als unheilbrütende Geister, die das Dorf häufig umkreisen, um Krankheit, Tod und anderes Unheil zu verbreiten. *(Boas.)*

2. *R. Kleinpaul*, Die Lebendigen und die Toten in Volksglauben, Religion und Sage, 1898.

teuren Toten eine solche Sinnesänderung zuzuschreiben? Warum machten sie sie zu Dämonen? *Westermarck* glaubt, diese Frage leicht zu beantworten[1]. »Da der Tod zumeist für das schlimmste Unglück gehalten wird, das den Menschen treffen kann, glaubt man, daß die Abgeschiedenen mit ihrem Schicksal äußerst unzufrieden seien. Nach Auffassung der Naturvölker stirbt man nur durch Tötung, sei es gewaltsame, sei es durch Zauberei bewirkte, und schon deshalb sieht man die Seele als rachsüchtig und reizbar an; vermeintlich beneidet sie die Lebenden und sehnt sich nach der Gesellschaft der alten Angehörigen – es ist daher begreiflich, daß sie trachtet, sie durch Krankheiten zu töten, um mit ihnen vereinigt zu werden ...

... Eine weitere Erklärung der Bösartigkeit, die man den Seelen zuschreibt, liegt in der instinktiven Furcht vor diesen, welche Furcht ihrerseits das Ergebnis der Angst vor dem Tode ist.«

Das Studium der psychoneurotischen Störungen weist uns auf eine umfassendere Erklärung hin, welche die *Westermarck*sche miteinschließt.

Wenn eine Frau ihren Mann, eine Tochter ihre Mutter durch den Tod verloren hat, so ereignet es sich nicht selten, daß die Überlebende von peinigenden Bedenken, die wir »Zwangsvorwürfe« heißen, befallen wird, ob sie nicht selbst durch eine Unvorsichtigkeit oder Nachlässigkeit den Tod der geliebten Person verschuldet habe. Keine Erinnerung daran, wie sorgfältig sie den Kranken gepflegt, keine sachliche Zurückweisung der behaupteten Verschuldung vermag der Qual ein Ende zu machen, die etwa den pathologischen Ausdruck einer Trauer darstellt und mit der Zeit langsam abklingt. Die psychoanalytische Untersuchung solcher Fälle hat uns die geheimen Triebfedern des Leidens kennen gelehrt. Wir haben erfahren, daß diese Zwangsvorwürfe in gewissem Sinne berechtigt und nur darum gegen Widerlegung und Einspruch gefeit sind. Nicht als ob die Trauernde den Tod wirklich verschuldet oder die Vernachlässigung wirklich begangen hätte, wie es der Zwangsvorwurf behauptet; aber es war doch etwas in ihr vorhanden, ein ihr selbst unbewußter Wunsch, der mit dem Tode nicht un-

1. l. c., p. 426.

zufrieden war, und der ihn herbeigeführt hätte, wenn er im Besitze der Macht gewesen wäre. Gegen diesen unbewußten Wunsch reagiert nun der Vorwurf nach dem Tode der geliebten Person. Solche im Unbewußten versteckte Feindseligkeit hinter zärtlicher Liebe gibt es nun in fast allen Fällen von intensiver Bindung des Gefühls an eine bestimmte Person, es ist der klassische Fall, das Vorbild, der Ambivalenz menschlicher Gefühlsregungen. Von solcher Ambivalenz ist bei einem Menschen bald mehr, bald weniger in der Anlage vorgesehen; normalerweise ist es nicht so viel, daß die beschriebenen Zwangsvorwürfe daraus entstehen können. Wo sie aber ausgiebig angelegt ist, da wird sie sich gerade im Verhältnis zu den allergeliebtesten Personen, da, wo man es am wenigsten erwarten würde, manifestieren. Die Disposition zur Zwangsneurose, die wir in der Tabufrage so oft zum Vergleich herangezogen haben, denken wir uns durch ein besonders hohes Maß solcher ursprünglicher Gefühlsambivalenz ausgezeichnet.

Wir kennen nun das Moment, welches uns das vermeintliche Dämonentum der frisch verstorbenen Seelen und die Notwendigkeit, sich durch die Tabuvorschriften gegen ihre Feindschaft zu schützen, erklären kann. Wenn wir annehmen, daß dem Gefühlsleben der Primitiven ein ähnlich hohes Maß von Ambivalenz zukomme, wie wir es nach den Ergebnissen der Psychoanalyse den Zwangskranken zuschreiben, so wird es verständlich, daß nach dem schmerzlichen Verlust eine ähnliche Reaktion gegen die im Unbewußten latente Feindseligkeit notwendig wird, wie sie dort durch die Zwangsvorwürfe erwiesen wurde. Diese im Unbewußten als Befriedigung über den Todesfall peinlich verspürte Feindseligkeit hat aber beim Primitiven ein anderes Schicksal; sie wird abgewehrt, indem sie auf das Objekt der Feindseligkeit, auf den Toten, verschoben wird. Wir heißen diesen im normalen wie im krankhaften Seelenleben häufigen Abwehrvorgang eine *Projektion*. Der Überlebende leugnet nun, daß er je feindselige Regungen gegen den geliebten Verstorbenen gehegt hat; aber die Seele des Verstorbenen hegt sie jetzt und wird sie über die ganze Zeit der Trauer zu betätigen bemüht sein. Der Straf- und Reuecharakter dieser Gefühlsreaktion wird sich trotz der geglückten Abwehr durch Projektion darin äußern, daß man sich fürchtet, sich Verzicht auferlegt und sich Einschränkungen unterwirft, die man zum Teil als Schutzmaßregeln gegen den feindlichen Dämon verkleidet. Wir finden so wiederum, daß das Tabu auf dem Boden einer ambivalenten Gefühlseinstellung erwachsen ist. Auch das Tabu der Toten rührt von dem Gegensatz zwischen dem bewußten Schmerz und der unbewußten Befriedigung über den Todesfall her. Bei dieser Herkunft des Grolles der Geister ist es selbstverständlich, daß gerade die nächsten und früher geliebtesten Hinterbliebenen ihn am meisten zu fürchten haben.

Die Tabuvorschriften benehmen sich auch hier zwiespältig wie die neurotischen Symptome. Sie bringen einerseits durch ihren Charakter als Einschränkungen die Trauer zum Ausdruck, anderseits aber verraten sie sehr deutlich, was sie verbergen wollen, die Feindseligkeit gegen den Toten, die jetzt als Notwehr motiviert ist. Einen gewissen Anteil der Tabuverbote haben wir als Versuchungsangst verstehen gelernt. Der Tote ist wehrlos, das muß zur Befriedigung der feindseligen Gelüste an ihm reizen, und dieser Versuchung muß das Verbot entgegengesetzt werden.

Westermarck hat aber recht, wenn er für die Auffassung der Wilden keinen Unterschied zwischen gewaltsam und natürlich Gestorbenen gelten lassen will. Für das unbewußte Denken ist auch der ein Gemordeter, der eines natürlichen Todes gestorben ist; die bösen Wünsche haben ihn getötet. (Vgl. die nächste Abhandlung dieser Reihe: Animismus, Magie und Allmacht der Gedanken.) Wer sich für Herkunft und Bedeutung der Träume vom Tode teurer Verwandter (der Eltern und Geschwister) interessiert, der wird beim Träumer, beim Kind und beim Wilden die volle Übereinstimmung im Verhalten gegen den Toten, gegründet auf die nämliche Gefühlsambivalenz, feststellen können.

Wir haben vorhin einer Auffasung von *Wundt* widersprochen, welche das Wesen des Tabu in der Furcht vor den Dämonen findet, und doch haben wir soeben der Erklärung zugestimmt, welche das Tabu der Toten auf die Furcht vor der zum Dämon gewordenen Seele des Verstorbenen zurückführt. Das schiene ein Widerspruch: es wird uns aber nicht schwer werden, ihn aufzulösen. Wir haben die Dämonen zwar angenommen, aber nicht als etwas Letztes und für die Psychologie Unauflösbares gelten lassen. Wir sind gleichsam hinter die Dämonen gekommen, indem wir sie als Projektionen der feindseligen Gefühle erkannten, welche die Überlebenden gegen die Toten hegen.

Die nach unserer gut begründeten Annahme zwiespältigen – zärtlichen und feindseligen – Gefühle gegen die nun Verstorbenen wollen sich zur Zeit des Verlustes beide zur Geltung bringen, als Trauer und als Befriedigung. Zwischen diesen beiden Gegensätzen muß es zum Konflikt kommen, und da der eine Gegensatzpartner, die Feindseligkeit – ganz oder zum größeren Anteile –, unbewußt ist, kann der Ausgang des Konfliktes nicht in einer Subtraktion der beiden Intensitäten voneinander mit bewußter Einsetzung des Überschusses bestehen, etwa wie man einer geliebten Person eine von ihr erlittene Kränkung verzeiht. Der Prozeß erledigt sich vielmehr durch einen besonderen psychischen Mechanismus, den man in der Psychoanalyse als *Projektion* zu bezeichnen gewohnt ist. Die Feindseligkeit, von der man nichts weiß und auch weiter nichts wissen will, wird aus der inneren Wahrnehmung in die Außenwelt geworfen, dabei von der eigenen Person gelöst und der anderen zugeschoben. Nicht wir, die Überlebenden, freuen uns jetzt darüber, daß wir des Verstorbenen ledig sind; nein, wir trauern um ihn, aber er ist merkwürdigerweise ein böser Dämon geworden, dem unser Unglück Befriedigung bereiten würde, der uns den Tod zu bringen sucht. Die Überlebenden müssen sich nun gegen diesen bösen Feind verteidigen; sie sind von der inneren Bedrückung entlastet, haben sie aber nur gegen eine Bedrängnis von außen eingetauscht.

Es ist nicht abzuweisen, daß dieser Projektionsvorgang, welcher die Verstorbenen zu böswilligen Feinden macht, eine Anlehnung an den reellen Feindseligkeiten findet, die man von letzteren erinnern und ihnen wirklich zum Vorwurf machen kann. Also an ihrer Härte, Herrschsucht, Ungerechtigkeit, und was sonst den Hintergrund auch der zärtlichsten Beziehungen unter den Menschen bildet. Aber es kann nicht so einfach zugehen, daß uns dieses Moment für sich allein die Projektionsschöpfung der Dämonen begreiflich mache. Die Verschuldungen der Verstorbenen enthalten gewiß einen Teil der Motivierung für die Feindseligkeit der Überlebenden, aber sie wären unwirksam, wenn nicht die letzteren diese Feindseligkeit aus eigenem entwickeln würden, und der Zeitpunkt ihres Todes wäre gewiß der ungeeignetste Anlaß, die Erinnerung an die Vorwürfe zu wecken, die man ihnen zu machen berechtigt war. Wir können die unbewußte Feindseligkeit als das regelmäßig wirkende und eigentlich treibende Motiv nicht entbehren. Diese feindselige Strömung gegen die nächsten und teuersten Angehörigen konnte zu deren Lebzeiten latent bleiben, das heißt sich dem Bewußtsein weder direkt noch indirekt durch irgend eine Ersatzbildung verraten. Mit dem Ableben der gleichzeitig geliebten und gehaßten Personen war dies nicht mehr möglich, der Konflikt wurde akut. Die aus der gesteigerten Zärtlichkeit stammende Trauer wurde einerseits unduldsamer gegen die latente Feindseligkeit, anderseits durfte sie es nicht zulassen, daß sich aus letzterer nun ein Gefühl der Befriedigung ergebe. Somit kam es zur Verdrängung der unbewußten Feindseligkeit auf dem Wege der Projektion, zur Bildung jenes Zeremoniells, in dem die Furcht vor der Bestrafung durch die Dämonen Ausdruck findet, und mit dem zeitlichen Ablauf der Trauer verliert auch der Konflikt an Schärfe, so daß das Tabu dieser Toten sich abschwächen oder in Vergessenheit versinken darf.

4

Haben wir so den Boden geklärt, auf dem das überaus lehrreiche Tabu der Toten erwachsen ist, so wollen wir nicht versäumen, einige Bemerkungen anzuknüpfen, die für das Verständnis des Tabu überhaupt bedeutungsvoll werden können.

Die Projektion der unbewußten Feindseligkeit beim Tabu der Toten auf die Dämonen ist nur ein einzelnes Beispiel aus einer Reihe von Vorgängen, denen der größte Einfluß auf die Gestaltung des primitiven Seelenlebens zugesprochen werden muß. In dem betrachteten Falle dient die Projektion der Erledigung eines Gefühlskonfliktes; sie findet die nämliche Verwendung in einer großen Anzahl von psychischen Situationen, die zur Neurose führen. Aber die Projektion ist nicht für die Abwehr geschaffen, sie kommt auch zustande, wo es keine Konflikte gibt. Die Projektion innerer Wahrnehmungen nach außen ist ein primitiver Mechanismus, dem z. B. auch unsere Sinneswahrnehmungen unterliegen, der also an der Gestaltung unserer Außenwelt normalerweise den größten Anteil hat. Unter noch nicht genügend festgestellten Bedingungen werden innere Wahrnehmungen auch von Gefühls- und Denkvorgängen wie die Sinneswahrnehmungen nach außen projiziert, zur Ausgestaltung der Außenwelt verwendet, während sie der Innenwelt verbleiben sollten. Es hängt dies vielleicht genetisch damit zusammen, daß die Funktion der Aufmerksamkeit ursprünglich nicht der Innenwelt, sondern den von der Außenwelt zuströmenden Reizen zugewendet war, und von den endopsychischen Vorgängen nur die Nachrichten über Lust- und Unlustentwicklungen empfing. Erst mit der Ausbildung einer abstrakten Denksprache, durch die Verknüpfung der sinnlichen Reste der Wortvorstellungen mit inneren Vorgängen, wurden diese selbst allmählich wahrnehmungsfähig. Bis dahin hatten die primitiven Menschen durch Projektion innerer Wahrnehmungen nach außen ein Bild der Außenwelt entwickelt, welches wir nun mit erstarkter Bewußtseinswahrnehmung in Psychologie zurückübersetzen müssen.

Die Projektion der eigenen bösen Regungen in die Dämonen ist nur ein Stück eines Systems, welches die »Weltanschauung« der Primitiven geworden ist, und das wir in der nächsten Abhandlung dieser Reihe als das »animistische« kennen lernen werden. Wir werden dann die psychologischen Charaktere einer solchen Systembildung festzustellen haben und unsere Anhaltspunkte wiederum in der Analyse jener Systembildungen finden, welche uns die Neurosen entgegenbringen. Wir wollen vorläufig nur verraten, daß die sogenannte »sekundäre Bearbeitung« des Trauminhalts das Vorbild für alle diese Systembildungen ist. Vergessen wir auch nicht daran, daß es vom Stadium der Systembildung an zweierlei Ableitungen für jeden vom

Bewußtsein beurteilten Akt gibt, die systematische und die reale, aber unbewußte[1].

Wundt[2] bemerkt, daß »unter den Wirkungen, die der Mythus allerorten den Dämonen zuschreibt, zunächst die *unheilvollen* überwiegen, so daß im Glauben der Völker sichtlich die bösen Dämonen älter sind als die guten«. Es ist nun sehr wohl möglich, daß der Begriff des Dämons überhaupt aus der so bedeutsamen Relation zu den Toten gewonnen wurde. Die diesem Verhältnis innewohnende Ambivalenz hat sich dann im weiteren Verlaufe der Menschheitsentwicklung darin geäußert, daß sie aus der nämlichen Wurzel zwei völlig entgegengesetzte psychische Bildungen hervorgehen ließ: Dämonen- und Gespensterfurcht einerseits, die Ahnenverehrung anderseits[3]. Daß die Dämonen stets als die Geister kürzlich Verstorbener aufgefaßt werden, bezeugt wie nichts anderes den Einfluß der Trauer auf die Entstehung des Dämonenglaubens. Die Trauer hat eine ganz bestimmte psychische Aufgabe zu erledigen, sie soll die Erinnerungen und Erwartungen der Überlebenden von den Toten ablösen. Ist diese Arbeit geschehen, so läßt der Schmerz nach, mit ihm die Reue und der Vorwurf und darum auch die Angst vor dem Dämon. Dieselben Geister aber, die zunächst als Dämonen gefürchtet wurden, gehen nun der freundlicheren Bestimmung entgegen, als Ahnen verehrt und zur Hilfeleistung angerufen zu werden.

Überblickt man das Verhältnis der Überlebenden zu den Toten im Wandel der Zeiten, so ist es unverkennbar, daß dessen Ambivalenz außerordentlich nachgelassen hat. Es gelingt jetzt leicht, die unbewußte, immer noch nachweisbare Feindseligkeit gegen die Toten niederzuhalten, ohne daß es eines besonderen seelischen Aufwandes hiefür bedürfte. Wo früher der befriedigte Haß und die schmerz-

1. Den Projektionsschöpfungen der Primitiven stehen die Personifikationen nahe, durch welche der Dichter die in ihm ringenden entgegengesetzten Triebregungen als gesonderte Individuen aus sich herausstellt.

2. »Mythus und Religion«, II, S. 129.

3. In den Psychoanalysen neurotischer Personen, die an Gespensterangst leiden oder in ihrer Kindheit gelitten haben, fällt es oft nicht schwer, diese Gespenster als die Eltern zu entlarven. Vgl. hiezu auch die »Sexualgespenster« betitelte Mitteilung von *P. Haeberlin* (Sexualprobleme, Februar 1912), in welcher es sich um eine andere erotisch betonte Person handelt, der Vater aber verstorben war.

hafte Zärtlichkeit miteinander gerungen haben, da erhebt sich heute wie eine Narbenbildung die Pietät und fordert das: *De mortuis nil nisi bene.* Nur die Neurotiker trüben noch die Trauer um den Verlust eines ihrer Teuren durch Anfälle von Zwangsvorwürfen, welche in der Psychoanalyse die alte ambivalente Gefühlseinstellung als ihr Geheimnis verraten. Auf welchem Wege diese Änderung herbeigeführt wurde, inwieweit sich konstitutionelle Änderung und reale Besserung der familiären Beziehungen in deren Verursachung teilen, das braucht hier nicht erörtert zu werden. Aber man könnte durch dieses Beispiel zur Annahme geführt werden, *es sei den Seelenregungen der Primitiven überhaupt ein höheres Maß von Ambivalenz zuzugestehen, als bei dem heute lebenden Kulturmenschen aufzufinden ist. Mit der Abnahme dieser Ambivalenz schwand auch langsam das Tabu, das Kompromißsymptom des Ambivalenzkonfliktes.* Von den Neurotikern, welche genötigt sind, diesen Kampf und das aus ihm hervorgehende Tabu zu reproduzieren, würden wir sagen, daß sie eine archaistische Konstitution als atavistischen Rest mit sich gebracht haben, deren Kompensation im Dienste der Kulturanforderung sie nun zu so ungeheuerlichem seelischen Aufwand zwingt.

Wir erinnern uns an dieser Stelle der durch ihre Unklarheit verwirrenden Auskunft, welche uns *Wundt* über die Doppelbedeutung des Wortes Tabu: heilig und unrein geboten hat (s. o.). Ursprünglich habe das Wort Tabu heilig und unrein noch nicht bedeutet, sondern habe das Dämonische bezeichnet, das nicht berührt werden darf, und somit ein wichtiges, den beiden extremen Begriffen gemeinsames Merkmal hervorgehoben, doch beweise diese bleibende Gemeinschaft, daß zwischen den beiden Gebieten des Heiligen und des Unreinen eine ursprüngliche Übereinstimmung obwalte, die erst später einer Differenzierung gewichen sei.

Im Gegensatze hiezu leiten wir aus unseren Erörterungen mühelos ab, daß dem Worte Tabu von allem Anfang an die erwähnte Doppelbedeutung zukommt, daß es zur Bezeichnung einer bestimmten Ambivalenz dient und alles dessen, was auf dem Boden dieser Ambivalenz erwachsen ist. *Tabu* ist selbst ein ambivalentes Wort, und nachträglich meinen wir, man hätte aus dem festgestellten Sinne dieses Wortes allein erraten können, was sich als Ergebnis weitläufiger Untersuchung herausgestellt hat, daß das Tabuverbot als das Resultat einer Gefühlsambivalenz zu verstehen ist. Das Studium der ältesten Sprachen hat uns gelehrt, daß es einst viele solche Worte gab, welche Gegensätze in sich faßten, in gewissem – wenn auch nicht in ganz dem nämlichen Sinne – wie das Wort Tabu ambivalent waren[1]. Geringe lautliche Modifikationen des gegensinnigen Urwortes haben später dazu gedient, um den beiden hier vereinigten Gegensätzen einen gesonderten sprachlichen Ausdruck zu schaffen.

Das Wort *Tabu* hat ein anderes Schicksal gehabt; mit der abnehmenden Wichtigkeit der von ihm bezeichneten Ambivalenz ist es selbst, respektive sind die ihm analogen Worte aus dem Sprachschatz geschwunden. Ich hoffe, in späterem Zusammenhange wahrscheinlich machen zu können, daß sich hinter dem Schicksal dieses Begriffes eine greifbare historische Wandlung verbirgt, daß das Wort zuerst an ganz bestimmten menschlichen Relationen haftete, denen die große Gefühlsambivalenz eigen war, und daß es von hier aus auf andere, analoge Relationen ausgedehnt wurde.

Wenn wir nicht irren, so wirft das Verständnis des Tabu auch ein Licht auf die Natur und Entstehung des *Gewissens*. Man kann ohne Dehnung der Begriffe von einem Tabugewissen und von einem Tabuschuldbewußtsein nach Übertretung des Tabu sprechen. Das Tabugewissen ist wahrscheinlich die älteste Form, in welcher uns das Phänomen des Gewissens entgegentritt.

Denn was ist »Gewissen«? Nach dem Zeugnis der Sprache gehört es zu dem, was man am gewissesten weiß; in manchen Sprachen scheidet sich seine Bezeichnung kaum von der des Bewußtseins.

Gewissen ist die innere Wahrnehmung von der Verwerfung bestimmter in uns bestehender Wunschregungen; der Ton

1. Vgl. mein Referat über *Abels* »Gegensinn der Urworte« im Jahrbuch für psychoanalyt. und psychopathol. Forschungen, Bd. II, 1910. [Ges. Werke, Bd. VIII.]

liegt aber darauf, daß diese Verwerfung sich auf nichts anderes zu berufen braucht, daß sie ihrer selbst gewiß ist. Noch deutlicher wird dies beim Schuldbewußtsein, der Wahrnehmung der inneren Verurteilung solcher Akte, durch die wir bestimmte Wunschregungen vollzogen haben. Eine Begründung erscheint hier überflüssig; jeder, der ein Gewissen hat, muß die Berechtigung der Verurteilung, den Vorwurf der vollzogenen Handlung, in sich verspüren. Diesen nämlichen Charakter zeigt aber das Verhalten der Wilden gegen das Tabu; das Tabu ist ein Gewissensgebot, seine Verletzung läßt ein entsetzliches Schuldgefühl entstehen, welches ebenso selbstverständlich wie nach seiner Herkunft unbekannt ist[1].

Also entsteht wahrscheinlich auch das Gewissen auf dem Boden einer Gefühlsambivalenz aus ganz bestimmten menschlichen Relationen, an denen diese Ambivalenz haftet, und unter den für das Tabu und die Zwangsneurose geltend gemachten Bedingungen, daß das eine Glied des Gegensatzes unbewußt sei und durch das zwanghaft herrschende andere verdrängt erhalten werde. Zu diesem Schlusse stimmt mehrerlei, was wir aus der Analyse der Neurose gelernt haben. Erstens, daß im Charakter der Zwangsneurotiker der Zug der peinlichen Gewissenhaftigkeit hervortritt als Reaktionssymptom gegen die im Unbewußten lauernde Versuchung, und daß bei Steigerung des Krankseins die höchsten Grade von Schuldbewußtsein von ihnen entwickelt werden. Man kann in der Tat den Ausspruch wagen, wenn wir nicht an den Zwangskranken die Herkunft des Schuldbewußtseins ergründen können, so haben wir überhaupt keine Aussicht, dieselbe zu erfahren. Die Lösung dieser Aufgabe gelingt nun beim einzelnen neurotischen Individuum; für die Völker getrauen wir uns eine ähnliche Lösung zu erschließen.

Zweitens muß es uns auffallen, daß das Schuldbewußtsein viel von der Natur der Angst hat; es kann ohne Bedenken als »Gewissensangst« beschrieben werden. Die Angst deutet

1. Es ist eine interessante Parallele, daß das Schuldbewußtsein des Tabu in nichts gemindert wird, wenn die Übertretung unwissentlich geschah (s. Beispiele oben), und daß noch im griechischen Mythus die Verschuldung des Ödipus nicht aufgehoben wird dadurch, daß sie ohne, ja gegen sein Wissen und Wollen erworben wurde.

aber auf unbewußte Quellen hin; wir haben aus der Neurosenpsychologie gelernt, daß, wenn Wunschregungen der Verdrängung unterliegen, deren Libido in Angst verwandelt wird. Dazu wollen wir erinnern, daß auch beim Schuldbewußtsein etwas unbekannt und unbewußt ist, nämlich die Motivierung der Verwerfung. Diesem Unbekannten entspricht der Angstcharakter des Schuldbewußtseins.

Wenn das Tabu sich vorwiegend in Verboten äußert, so ist eine Überlegung denkbar, die uns sagt, es sei ganz selbstverständlich und bedürfe keines weitläufigen Beweises aus der Analogie mit der Neurose, daß ihm eine positive, begehrende Strömung zugrunde liege. Denn, was niemand zu tun begehrt, das braucht man doch nicht zu verbieten, und jedenfalls muß das, was aufs nachdrücklichste verboten wird, doch Gegenstand eines Begehrens sein. Wenden wir diesen plausiblen Satz auf unsere Primitiven an, so müßten wir schließen, es gehöre zu ihren stärksten Versuchungen, ihre Könige und Priester zu töten, Inzest zu verüben, ihre Toten zu mißhandeln u. dgl. Das ist nun kaum wahrscheinlich; den entschiedensten Widerspruch erwecken wir aber, wenn wir den nämlichen Satz an den Fällen messen, in welchen wir selbst die Stimme des Gewissens am deutlichsten zu vernehmen glauben. Wir würden dann mit einer nicht zu übertreffenden Sicherheit behaupten, daß wir nicht die geringste Versuchung verspüren, eines dieser Gebote zu übertreten, z. B. das Gebot: Du sollst nicht morden, und daß wir vor der Übertretung desselben nichts anderes verspüren als Abscheu.

Mißt man dieser Aussage unseres Gewissens die Bedeutung bei, die sie beansprucht, so wird einerseits das Verbot überflüssig – das Tabu sowohl wie unser Moralverbot –, anderseits bleibt die Tatsache des Gewissens unerklärt und die Beziehungen zwischen Gewissen, Tabu und Neurose entfallen; es ist also jener Zustand unseres Verständnisses hergestellt, der auch gegenwärtig besteht, solange wir nicht psychoanalytische Gesichtspunkte auf das Problem anwenden.

Wenn wir aber der durch die Psychoanalyse – an den Träumen Gesunder – gefundenen Tatsache Rechnung tragen, daß die Versuchung, den anderen zu töten, auch bei uns stärker und häufiger ist als wir ahnen, und daß sie psychische Wirkungen äußert, auch wo sie sich unserem Bewußtsein nicht kundgibt, wenn wir ferner in den Zwangsvorschriften gewisser Neurotiker die Sicherungen und Selbstbestrafungen gegen den verstärkten Impuls zu morden erkannt haben, dann werden wir zu dem vorhin aufgestellten Satz: Wo ein Verbot vorliegt, muß ein Begehren dahinter sein, mit neuer Schätzung zurückkehren. Wir werden annehmen, daß dies Begehren, zu morden, tatsächlich im Unbewußten vorhanden ist, und daß das Tabu wie das Moralverbot psychologisch keineswegs überflüssig ist, vielmehr durch die ambivalente Einstellung gegen den Mordimpuls erklärt und gerechtfertigt wird.

Der eine so häufig als fundamental hervorgehobene Charakter dieses Ambivalenzverhältnisses, daß die positive begehrende Strömung eine unbewußte ist, eröffnet einen Ausblick auf weitere Zusammenhänge und Erklärungsmöglichkeiten. Die psychischen Vorgänge im Unbewußten sind nicht durchwegs mit jenen identisch, die uns aus unserem bewußten Seelenleben bekannt sind, sondern genießen gewisse beachtenswerte Freiheiten, die den letzteren entzogen worden sind. Ein unbewußter Impuls braucht nicht dort entstanden zu sein, wo wir seine Äußerung finden; er kann von ganz anderer Stelle herstammen, sich ursprünglich auf andere Personen und Relationen bezogen haben und durch den Mechanismus der *Verschiebung* dorthin gelangt sein, wo er uns auffällt. Er kann ferner dank der Unzerstörbarkeit und Unkorrigierbarkeit unbewußter Vorgänge aus sehr frühen Zeiten, denen er angemessen war, in spätere Zeiten und Verhältnisse hinübergerettet werden, in denen seine Äußerungen fremdartig erscheinen müssen. All dies sind nur Andeutungen, aber eine sorgfältige Ausführung derselben würde zeigen, wie wichtig sie für das Verständnis der Kulturentwicklung werden können.

Zum Schlusse dieser Erörterungen wollen wir eine spätere Untersuchungen vorbereitende Bemerkung nicht versäumen. Wenn wir auch an der Wesensgleichheit von Tabuverbot und Moralverbot festhalten, so wollen wir doch nicht bestreiten, daß eine psychologische Verschiedenheit zwischen beiden bestehen muß. Eine Veränderung in den Verhältnissen der grundlegenden Ambivalenz kann allein die Ursache sein, daß das Verbot nicht mehr in der Form des Tabu erscheint.

Wir haben uns bisher in der analytischen Betrachtung der Tabuphänomene von den nachweisbaren Übereinstimmungen mit der Zwangsneurose leiten lassen, aber das Tabu ist doch keine Neurose, sondern eine soziale Bildung; somit obliegt uns die Aufgabe, auch darauf hinzuweisen, worin der prinzipielle Unterschied der Neurose von einer Kulturschöpfung wie das Tabu zu suchen ist.

Ich will hier wiederum eine einzelne Tatsache zum Ausgangspunkt nehmen. Von der Übertretung eines Tabu wird bei den Primitiven eine Strafe befürchtet, meist eine schwere Erkrankung oder der Tod. Diese Strafe droht nun dem, der sich die Übertretung hat zuschulden kommen lassen. Bei der Zwangsneurose ist dies anders. Wenn der Kranke etwas ihm Verbotenes ausführen soll, so fürchtet er die Strafe nicht für sich, sondern für eine andere Person, die meist unbestimmt gelassen ist, aber durch die Analyse leicht als eine der ihm nächsten und von ihm geliebtesten Personen erkannt wird. Der Neurotiker verhält sich also hiebei wie altruistisch, der Primitive wie egoistisch. Erst wenn die Tabuübertretung sich im Missetäter nicht spontan gerächt hat, dann erwacht bei den Wilden ein kollektives Gefühl, daß sie durch den Frevel alle bedroht wären, und sie beeilen sich, die ausgebliebene Bestrafung selbst zu vollstrecken. Wir haben es leicht, uns den Mechanismus dieser Solidarität zu erklären. Die Angst vor dem ansteckenden Beispiel, vor der Versuchung zur Nachahmung, also vor der Infektionsfähigkeit des Tabu ist hier im Spiele. Wenn einer es zustande gebracht hat, das verdrängte Begehren zu befriedigen, so muß sich in allen Gesellschaftsgenossen das gleiche Begehren regen; um diese Versuchung niederzuhalten, muß der eigentlich Beneidete um die Frucht seines Wagnisses gebracht werden, und die Strafe gibt den Vollstreckern nicht selten Gelegenheit, unter der Rechtfertigung der Sühne dieselbe frevle Tat auch ihrerseits zu begehen Es ist dies ja eine der Grundlagen der menschlichen Strafordnung, und sie hat, wie gewiß richtig, die Gleichartigkeit der verbotenen Regungen beim Verbrecher wie bei der rächenden Gesellschaft zur Voraussetzung.

Die Psychoanalyse bestätigt hier, was die Frommen zu sagen pflegen, wir seien alle arge Sünder. Wie soll man nun den unerwarteten Edelsinn der Neurose erklären, die nichts für sich und alles für eine geliebte Person fürchtet? Die analytische Untersuchung zeigt, daß er nicht primär ist. Ursprünglich, das heißt zu Anfang der Erkrankung, galt die Strafandrohung wie bei den Wilden der eigenen Person; man fürchtete in jedem Falle für sein eigenes Leben; erst später wurde die Todesangst auf eine andere geliebte Person verschoben. Der Vorgang ist einigermaßen kompliziert, aber wir übersehen ihn vollständig. Zugrunde der Verbotbildung liegt regelmäßig eine böse Regung – ein Todeswunsch – gegen eine geliebte Person. Diese wird durch ein Verbot verdrängt, das Verbot an eine gewisse Handlung geknüpft, welche etwa die feindselige gegen die geliebte Person durch Verschiebung vertritt, die Ausführung dieser Handlung mit der Todesstrafe bedroht. Aber der Prozeß geht weiter, und der ursprüngliche Todeswunsch gegen den geliebten anderen ist dann durch die Todesangst um ihn ersetzt. Wenn die Neurose sich also so zärtlich altruistisch erweist, so *kompensiert* sie damit nur die ihr zugrunde liegende gegenteilige Einstellung eines brutalen Egoismus. Heißen wir die Gefühlsregungen, die durch die Rücksicht auf den anderen bestimmt werden und ihn nicht selbst zum Sexualobjekt nehmen, *soziale,* so können wir das Zurücktreten dieser sozialen Faktoren als einen später durch Überkompensation verhüllten Grundzug der Neurose herausheben.

Ohne uns bei der Entstehung dieser sozialen Regungen und ihrer Beziehung zu den anderen Grundtrieben des Menschen aufzuhalten, wollen wir an einem anderen Beispiel den zweiten Hauptcharakter der Neurose zum Vorschein bringen. Das Tabu hat in seiner Erscheinungsform die größte Ähnlichkeit mit der Berührungsangst der Neurotiker, dem *délire de toucher.* Nun handelt es sich bei dieser Neurose regelmäßig um das Verbot sexueller Berührung, und die Psychoanalyse hat ganz allgemein gezeigt, daß die

Triebkräfte, welche in der Neurose abgelenkt und verschoben werden, sexueller Herkunft sind. Beim Tabu hat die verbotene Berührung offenbar nicht nur sexuelle Bedeutung, sondern vielmehr die allgemeinere des Angreifens, der Bemächtigung, des Geltendmachens der eigenen Person. Wenn es verboten ist, den Häuptling oder etwas, was mit ihm in Berührung war, selbst zu berühren, so soll damit demselben Impuls eine Hemmung angelegt werden, der sich andere Male in der argwöhnischen Überwachung des Häuptlings, ja in seiner körperlichen Mißhandlung vor der Krönung (s. o.) zum Ausdruck bringt. *Somit ist das Überwiegen der sexuellen Triebanteile gegen die sozialen das für die Neurose charakteristische Moment.* Die sozialen Triebe sind aber selbst durch Zusammentreten von egoistischen und erotischen Komponenten zu besonderen Einheiten entstanden.

An dem einen Beispiele vom Vergleich des Tabu mit der Zwangsneurose läßt sich bereits erraten, welches das Verhältnis der einzelnen Formen von Neurose zu den Kulturbildungen ist, und wodurch das Studium der Neurosenpsychologie für das Verständnis der Kulturentwicklung wichtig wird.

Die Neurosen zeigen einerseits auffällige und tiefreichende Übereinstimmungen mit den großen sozialen Produktionen der Kunst, der Religion und der Philosophie, anderseits erscheinen sie wie Verzerrungen derselben. Man könnte den Ausspruch wagen, eine Hysterie sei ein Zerrbild einer Kunstschöpfung, eine Zwangsneurose ein Zerrbild einer Religion, ein paranoischer Wahn ein Zerrbild eines philosophischen Systems. Diese Abweichung führt sich in letzter Auflösung darauf zurück, daß die Neurosen asoziale Bildungen sind; sie suchen mit privaten Mitteln zu leisten, was in der Gesellschaft durch kollektive Arbeit entstand. Bei der Triebanalyse der Neurosen erfährt man, daß in ihnen die Triebkräfte sexueller Herkunft den bestimmenden Einfluß ausüben, während die entsprechenden Kulturbildungen auf sozialen Trieben ruhen, solchen, die aus der Vereinigung egoistischer und erotischer Anteile hervorgegangen sind. Das Sexualbedürfnis ist eben nicht imstande, die Menschen in ähnlicher Weise wie die Anforderungen der Selbsterhaltung zu einigen; die Sexualbefriedigung ist zunächst die Privatsache des Individuums.

Genetisch ergibt sich die asoziale Natur der Neurose aus deren ursprünglichster Tendenz, sich aus einer unbefriedigenden Realität in eine lustvollere Phantasiewelt zu flüchten. In dieser vom Neurotiker gemiedenen realen Welt herrscht die Gesellschaft der Menschen und die von ihnen gemeinsam geschaffenen Institutionen; die Abkehrung von der Realität ist gleichzeitig ein Austritt aus der menschlichen Gemeinschaft.

III

ANIMISMUS, MAGIE UND ALLMACHT DER GEDANKEN

I

Es ist ein notwendiger Mangel der Arbeiten, welche Gesichtspunkte der Psychoanalyse auf Themen der Geisteswissenschaften anwenden wollen, daß sie dem Leser von beiden zu wenig bieten müssen. Sie beschränken sich darum auf den Charakter von Anregungen, sie machen dem Fachmanne Vorschläge, die er bei seiner Arbeit in Erwägung ziehen soll. Dieser Mangel wird sich aufs äußerste fühlbar machen in einem Aufsatz, welcher das ungeheure Gebiet dessen, was man Animismus nennt, behandeln will[1].

Animismus im engeren Sinne heißt die Lehre von den Seelenvorstellungen, im weiteren die von geistigen Wesen überhaupt. Man unterscheidet noch Animatismus, die Lehre von der Belebtheit der uns unbelebt erscheinenden Natur, und reiht hier den Animalismus und Manismus an. Der Name Animismus, früher für ein bestimmtes philosophisches System verwendet, scheint seine gegenwärtige Bedeutung durch *E. B. Tylor* erhalten zu haben[2].

Was zur Aufstellung dieser Namen Anlaß gegeben hat, ist die Einsicht in die höchst merkwürdige Natur- und Weltauffassung der uns bekannten primitiven Völker, der historischen sowohl wie der jetzt noch lebenden. Diese bevölkern die Welt mit einer Unzahl von geistigen Wesen, die ihnen wohlwollend oder übelgesinnt sind; sie schreiben diesen Geistern und Dämonen die Verursachung der Naturvor-

1. Die geforderte Zusammendrängung des Stoffes bringt auch den Verzicht auf eingehende Literaturnachweise mit sich. An deren Stelle stehe der Hinweis auf die bekannten Werke von *Herbert Spencer*, *J. G. Frazer*, *A. Lang*, *E. B. Tylor* und *W. Wundt*, aus denen alle Behauptungen über Animismus und Magie entnommen sind. Die Selbständigkeit des Verfassers kann sich nur in der von ihm getroffenen Auswahl der Materien sowie der Meinungen kundgeben.

2. *E. B. Tylor*, Primitive Culture. I. Bd., p. 425. 4. Aufl., 1903. — *W. Wundt*, Mythus und Religion, II. Bd., p. 173. 1906.

gänge zu und halten nicht nur die Tiere und Pflanzen, sondern auch die unbelebten Dinge der Welt für durch sie belebt. Ein drittes und vielleicht wichtigstes Stück dieser primitiven »Naturphilosophie« erscheint uns weit weniger auffällig, weil wir selbst noch nicht weit genug von ihm entfernt sind, während wir doch die Existenz der Geister sehr eingeschränkt haben und die Naturvorgänge heute durch die Annahme unpersönlicher physikalischer Kräfte erklären. Die Primitiven glauben nämlich an eine ähnliche »Beseelung« auch der menschlichen Einzelwesen. Die menschlichen Personen enthalten Seelen, welche ihren Wohnsitz verlassen und in andere Menschen einwandern können; diese Seelen sind die Träger der geistigen Tätigkeiten und bis zu einem gewissen Grad von den »Leibern« unabhängig. Ursprünglich wurden die Seelen als sehr ähnlich den Individuen vorgestellt und erst im Laufe einer langen Entwicklung haben sie die Charaktere des Materiellen bis zu einem hohen Grad von »Vergeistigung« abgestreift[1].

Die Mehrzahl der Autoren neigt zu der Annahme, daß diese Seelenvorstellungen der ursprüngliche Kern des animistischen Systems sind, daß die Geister nur selbständig gewordenen Seelen entsprechen, und daß auch die Seelen von Tieren, Pflanzen und Dingen in Analogie mit den Menschenseelen gebildet wurden.

Wie sind die primitiven Menschen zu den eigentümlich dualistischen Grundanschauungen gekommen, auf denen dieses animistische System ruht? Man meint, durch die Beobachtung der Phänomene des Schlafes (mit dem Traum) und des ihm so ähnlichen Todes, und durch die Bemühung, sich diese jeden Einzelnen so nahe angehenden Zustände zu erklären. Vor allem müßte das Todesproblem der Ausgangspunkt der Theoriebildung geworden sein. Für den Primitiven wäre die Fortdauer des Lebens – die Unsterblichkeit – das Selbstverständliche. Die Vorstellung des Todes ist etwas spät und nur zögernd Rezipiertes, sie ist ja auch für uns noch inhaltsleer und unvollziehbar. Über den Anteil, den andere Beobachtungen und Erfahrungen an der Gestaltung der animistischen Grundlehren gehabt haben

1. *Wundt*, l. c., IV. Kapitel »Die Seelenvorstellungen«.

mögen, die über Traumbilder, Schatten, Spiegelbilder u. dgl., haben sehr lebhafte, zu keinem Abschluß gelangte Diskussionen stattgefunden[1].

Wenn der Primitive auf die sein Nachdenken anregenden Phänomene mit der Bildung der Seelenvorstellungen reagierte und diese dann auf die Objekte der Außenwelt übertrug, so wird sein Verhalten dabei als durchaus natürlich und weiter nicht rätselhaft beurteilt. *Wundt* äußert angesichts der Tatsache, daß sich die nämlichen animistischen Vorstellungen bei den verschiedensten Völkern und zu allen Zeiten übereinstimmend gezeigt haben, dieselben »seien das notwendige psychologische Erzeugnis des mythenbildenden Bewußtseins und der primitive Animismus dürfte als der geistige Ausdruck des *menschlichen Naturzustandes* gelten, insoweit dieser überhaupt für unsere Beobachtung erreichbar ist[2]«. Die Rechtfertigung der Belebung des Unbelebten hat bereits *Hume* in seiner »Natural History of Religion« gegeben, indem er schrieb: *»There is an universal tendency among mankind to conceive all beings like themselves and to transfer to every object those qualities with which they are familiarly acquainted and of which they are intimately conscious*[3].«

Der Animismus ist ein Denksystem, er gibt nicht nur die Erklärung eines einzelnen Phänomens, sondern gestattet es, das Ganze der Welt als einen einzigen Zusammenhang, aus einem Punkte, zu begreifen. Die Menschheit hat, wenn wir den Autoren folgen wollen, drei solcher Denksysteme, drei große Weltanschauungen im Laufe der Zeiten hervorgebracht: die animistische (mythologische), die religiöse und die wissenschaftliche. Unter diesen ist die erstgeschaffene, die des Animismus, vielleicht die folgerichtigste und erschöpfendste, eine, die das Wesen der Welt restlos erklärt. Diese erste Weltanschauung der Menschheit ist nun eine psychologische Theorie. Es geht über unsere Absicht hinaus, zu zeigen, wieviel von ihr noch im Leben der Gegenwart nachweisbar ist, entweder entwertet in der Form des Aber-

1. Vgl. außer bei *Wundt* und *H. Spencer* die orientierenden Artikel der Encyclopaedia Britannica, 1911 (Animism, Mythology usw.).

2. l. c., p. 154.

3. Bei *Tylor*, Primitive Culture, I. Bd., p. 477.

glaubens, oder lebendig als Grundlage unseres Sprechens, Glaubens und Philosophierens.
Es greift auf die Stufenfolge der drei Weltanschauungen zurück, wenn gesagt wird, daß der Animismus selbst noch keine Religion ist, aber die Vorbedingungen enthält, auf denen sich später die Religionen aufbauen. Es ist auch augenfällig, daß der Mythus auf animistischen Voraussetzungen ruht; die Einzelheiten der Beziehung von Mythus und Animismus erscheinen aber als in wesentlichen Punkten ungeklärt.

2

Unsere psychoanalytische Arbeit wird an anderer Stelle einsetzen. – Man darf nicht annehmen, daß die Menschen sich aus reiner spekulativer Wißbegierde zur Schöpfung ihres ersten Weltsystems aufgeschwungen haben. Das praktische Bedürfnis, sich der Welt zu bemächtigen, muß seinen Anteil an dieser Bemühung haben. Wir sind darum nicht erstaunt zu erfahren, daß mit dem animistischen System etwas anderes Hand in Hand geht, eine Anweisung, wie man verfahren müsse, um der Menschen, Tiere und Dinge, respektive ihrer Geister, Herr zu werden. Diese Anweisung, welche unter dem Namen *»Zauberei* und *Magie«* bekannt ist, will *S. Reinach*[1] die Strategie des Animismus heißen; ich würde es vorziehen, sie mit *Hubert* und *Mauß* der Technik zu vergleichen[2].
Kann man Zauberei und Magie begrifflich voneinander trennen? Es ist möglich, wenn man sich mit einiger Eigenmächtigkeit über die Schwankungen des Sprachgebrauches hinwegsetzen will. Dann ist Zauberei im wesentlichen die Kunst, die Geister zu beeinflussen, indem man sie behandelt wie unter gleichen Bedingungen die Menschen, also indem man sie beschwichtigt, versöhnt, sich geneigt macht, sie einschüchtert, ihrer Macht beraubt, sie seinem Willen unterwirft, durch dieselben Mittel, die man für lebende Menschen wirksam gefunden hat. Magie ist aber etwas anderes; sie sieht im Grunde von den Geistern ab und sie be-

1. Cultes, Mythes et Religions, T. II, Introduction, p. XV, 1909.
2. Année sociologique, VII. Bd., 1904.

dient sich besonderer Mittel, nicht der banalen psychologischen Methodik. Wir werden leicht erraten, daß die Magie das ursprünglichere und bedeutsamere Stück der animistischen Technik ist, denn unter den Mitteln, mit denen Geister behandelt werden sollen, befinden sich auch magische[1], und die Magie findet ihre Anwendung auch in Fällen, wo die Vergeistigung der Natur, wie uns scheint, nicht durchgeführt worden ist.

Die Magie muß den mannigfaltigsten Absichten dienen, die Naturvorgänge dem Willen des Menschen unterwerfen, das Individuum gegen Feinde und Gefahren schützen und ihm die Macht geben, seine Feinde zu schädigen. Die Prinzipien aber, auf deren Voraussetzung das magische Tun beruht – oder vielmehr das Prinzip der Magie – ist so auffällig, daß es von allen Autoren erkannt werden mußte. Man kann es am knappsten, wenn man von dem beigefügten Werturteil absieht, mit den Worten *E. B. Tylors* ausdrücken: *»mistaking an ideal connexion for a real one«*. An zwei Gruppen von magischen Handlungen wollen wir diesen Charakter erläutern.

Eine der verbreitetsten magischen Prozeduren, um einem Feind zu schaden, besteht darin, sich ein Ebenbild von ihm aus beliebigem Material zu machen. Auf die Ähnlichkeit kommt es dabei wenig an. Man kann auch irgend ein Objekt zu seinem Bild »ernennen«. Was man dann diesem Ebenbild antut, das stößt auch dem gehaßten Urbild zu; an welcher Körperstelle man das erstere verletzt, an derselben erkrankt das letztere. Man kann dieselbe magische Technik anstatt in den Dienst privater Feindseligkeit auch in den der Frömmigkeit stellen und so Göttern gegen böse Dämonen zu Hilfe kommen. Ich zitiere nach *Frazer*[2]: »Jede Nacht, wenn der Sonnengott Ra (im alten Ägypten) zu seinem Heim im glühenden Westen herabstieg, hatte er einen bitteren Kampf gegen eine Schar von Dämonen zu bestehen, die ihn unter der Führung des Erzfeindes Apepi überfielen. Er kämpfte mit ihnen die ganze Nacht und häufig waren die

1. Wenn man einen Geist durch Lärm und Geschrei verscheucht, so ist dies eine rein zauberische Handlung; wenn man ihn zwingt, indem man sich seines Namens bemächtigt, so hat man Magie gegen ihn gebraucht.

2. The Magic Art, II, p. 67.

Mächte der Finsternis stark genug, noch des Tags dunkle Wolken an den blauen Himmel zu senden, die seine Kraft schwächten und sein Licht abhielten. Um dem Gotte beizustehen, wurde in seinem Tempel zu Theben täglich folgende Zeremonie aufgeführt: Es wurde aus Wachs ein Bild seines Feindes Apepi gemacht, in der Gestalt eines scheußlichen Krokodils oder einer langgeringelten Schlange, und der Name des Dämons mit grüner Tinte darauf geschrieben. In ein Papyrusgehäuse gehüllt, auf dem eine ähnliche Zeichnung angebracht war, wurde dann diese Figur mit schwarzem Haar umwickelt, vom Priester angespuckt, mit einem Steinmesser bearbeitet und auf den Boden geworfen. Dann trat er mit seinem linken Fuß auf sie und endlich verbrannte er sie in einem von gewissen Pflanzen genährten Feuer. Nachdem Apepi in solcher Weise beseitigt worden war, geschah mit allen Dämonen seines Gefolges das nämliche. Dieser Gottesdienst, bei dem gewisse Reden hergesagt werden mußten, wurde nicht nur morgens, mittags und abends wiederholt, sondern auch jederzeit dazwischen, wenn ein Sturm wütete, wenn ein heftiger Regenguß niederging oder schwarze Wolken die Sonnenscheibe am Himmel verdeckten. Die bösen Feinde verspürten die Züchtigung, die ihren Bildern widerfahren war, als ob sie sie selbst erlitten hätten; sie flohen und der Sonnengott triumphierte von neuem[1].«

Aus der unübersehbaren Fülle ähnlich begründeter magischer Handlungen will ich nur noch zweierlei hervorheben, die bei den primitiven Völkern jederzeit eine große Rolle gespielt haben und zum Teil im Mythus und Kultus höherer Entwicklungsstufen erhalten geblieben sind, nämlich die Arten des Regen- und des Fruchtbarkeitszaubers. Man erzeugt den Regen auf magischem Wege, indem man ihn imitiert, etwa auch noch die ihn erzeugenden Wolken oder den Sturm nachahmt. Es sieht aus, als ob man »regnen spielen« wollte. Die japanischen Ainos z. B. machen Regen in der Weise, daß ein Teil von ihnen Wasser aus großen Sieben ausgießt, während ein anderer eine große Schüssel mit

1. Das biblische Verbot, sich ein Bild von irgend etwas Lebendem zu machen, entstammte wohl keiner prinzipiellen Ablehnung der bildenden Kunst, sondern sollte der von der hebräischen Religion verpönten Magie ein Werkzeug entziehen. *Frazer*, l. c., p. 87, Note.

Segel und Ruder ausstattet, als ob sie ein Schiff wäre, und sie so um Dorf und Gärten herumzieht. Die Fruchtbarkeit des Bodens sicherte man sich aber auf magische Weise, indem man ihm das Schauspiel eines menschlichen Geschlechtsverkehrs zeigte. So pflegen – ein Beispiel anstatt unendlich vieler – in manchen Teilen Javas zur Zeit des Herannahens der Reisblüte Bauer und Bäuerin sich nachts auf die Felder zu begeben, um durch das Beispiel, das sie ihm geben, den Reis zur Fruchtbarkeit anzuregen[1]. Dagegen fürchtete man von verpönten inzestuösen Geschlechtsbeziehungen, daß sie Mißwuchs und Unfruchtbarkeit des Bodens erzeugen würden[2].
Auch gewisse negative Vorschriften – magische Vorsichten also – sind dieser ersten Gruppe einzureihen. Wenn ein Teil der Bewohner eines *Dayak*dorfes auf Wildschweinjagd ausgezogen ist, so dürfen die Zurückgebliebenen unterdes weder Öl noch Wasser mit ihren Händen berühren, sonst würden die Jäger weiche Finger bekommen und die Beute aus ihren Händen schlüpfen lassen[3]. Oder, wenn ein *Gilyak*jäger im Walde dem Wilde nachstellt, so ist es seinen Kindern zu Hause verboten, Zeichnungen auf Holz oder im Sand zu machen. Die Pfade im dichten Wald könnten sonst so verschlungen werden wie die Linien der Zeichnung, so daß der Jäger den Weg nach Hause nicht fände[4].
Wenn in diesen letzten wie in so vielen anderen Beispielen magischer Wirkung die Entfernung keine Rolle spielt, die Telepathie also als selbstverständlich hingenommen wird, so wird auch uns das Verständnis dieser Eigentümlichkeit der Magie keine Schwierigkeit bereiten.
Es unterliegt keinem Zweifel, was an all diesen Beispielen als das Wirksame betrachtet wird. Es ist die *Ähnlichkeit* zwischen der vollzogenen Handlung und dem erwarteten Geschehen. *Frazer* nennt darum diese Art der Magie *imitative* oder *homöopathische*. Wenn ich will, daß es regne, so brauche ich nur etwas zu tun, was wie Regen aussieht oder an Regen erinnert. In einer weiteren Phase der Kulturent-

1. The Magic Art, II, p. 98.
2. Davon ein Nachklang im König Ödipus des Sophokles.
3. The Magic Art, I, p. 120.
4. l. c., p. 122.

wicklung wird man anstatt dieses magischen Regenzaubers Bittgänge zu einem Gotteshaus veranstalten und den dort wohnenden Heiligen um Regen anflehen. Endlich wird man auch diese religiöse Technik aufgeben und dafür versuchen, durch welche Einwirkungen auf die Atmosphäre Regen erzeugt werden kann.

In einer anderen Gruppe von magischen Handlungen kommt das Prinzip der Ähnlichkeit nicht mehr in Betracht, dafür ein anderes, welches sich aus den nachstehenden Beispielen leicht ergeben wird.

Um einem Feinde zu schaden, kann man sich auch eines anderen Verfahrens bedienen. Man bemächtigt sich seiner Haare, Nägel, Abfallstoffe oder selbst eines Teiles seiner Kleidung und stellt mit diesen Dingen etwas Feindseliges an. Es ist dann gerade so, als hätte man sich der Person selbst bemächtigt, und was man den von der Person herrührenden Dingen angetan hat, muß ihr selbst widerfahren. Zu den wesentlichen Bestandteilen einer Persönlichkeit gehört nach der Anschauung der Primitiven ihr Name; wenn man also den Namen einer Person oder eines Geistes weiß, hat man eine gewisse Macht über den Träger des Namens erworben. Daher die merkwürdigen Vorsichten und Beschränkungen im Gebrauche der Namen, die in dem Aufsatz über das Tabu gestreift worden sind[1]. Die Ähnlichkeit wird in diesen Beispielen offenbar ersetzt durch *Zusammengehörigkeit.*

Der Kannibalismus der Primitiven leitet seine sublimere Motivierung in ähnlicher Weise ab. Indem man Teile vom Leib einer Person durch den Akt des Verzehrens in sich aufnimmt, eignet man sich auch die Eigenschaften an, welche dieser Person angehört haben. Daraus erfolgen dann Vorsichten und Beschränkungen der Diät unter besonderen Umständen. Eine Frau wird in der Gravidität vermeiden, das Fleisch gewisser Tiere zu genießen, weil deren unerwünschte Eigenschaften, z. B. die Feigheit, so auf das von ihr genährte Kind übergehen könnten. Es macht für die magische Wirkung keinen Unterschied, auch wenn der Zusammenhang ein bereits aufgehobener ist, oder wenn er überhaupt nur in einmaliger, bedeutungsvoller Berührung be-

1. Vgl. S. 64 u. ff.

stand. So ist z. B. der Glaube an ein magisches Band, welches das Schicksal einer Wunde mit dem der Waffe verknüpft, durch welche sie hervorgerufen wurde, unverändert durch Jahrtausende zu verfolgen. Wenn ein Melanesier sich des Bogens bemächtigt hat, durch den er verwundet wurde, so wird er ihn sorgfältig an einem kühlen Ort verwahren, um so die Entzündung der Wunde niederzuhalten. Ist der Bogen aber im Besitz der Feinde geblieben, so wird er gewiß in nächster Nähe eines Feuers aufgehängt werden, damit die Wunde nur ja recht entzündet werde und brenne. *Plinius* rät in seiner Nat. Hist. XXVIII, wenn man bereut, einen anderen verletzt zu haben, solle man auf die Hand spucken, welche die Verletzung verschuldet hat; der Schmerz des Verletzten werde dann sofort gelindert. *Francis Bacon* erwähnt in seiner Natural History den allgemein gültigen Glauben, daß das Salben einer Waffe, welche eine Wunde geschlagen hat, diese Wunde selbst heilt. Die englischen Bauern sollen noch heute nach diesem Rezept handeln und, wenn sie sich mit einer Sichel geschnitten haben, das Instrument von da an sorgfältig rein halten, damit die Wunde nicht in Eiterung gerate. Im Juni des Jahres 1902, berichtete eine lokale englische Wochenschrift, stieß sich eine Frau namens Matilda Henry in *Norwich* zufällig einen eisernen Nagel in die Sohle. Ohne die Wunde untersuchen zu lassen oder auch nur den Strumpf auszuziehen, hieß sie ihre Tochter, den Nagel gut einölen, in der Erwartung, daß ihr dann nichts geschehen könne. Sie selbst starb einige Tage später an Wundstarrkrampf[1] infolge dieser verschobenen Antisepsis.

Die Beispiele der letzteren Gruppe erläutern, was *Frazer* als *kontagiöse* Magie von der *imitativen* sondert. Was in ihnen als wirksam gedacht wird, ist nicht mehr die Ähnlichkeit, sondern der Zusammenhang im Raum, die *Kontiguität*, wenigstens die vorgestellte Kontiguität, die Erinnerung an ihr Vorhandensein. Da aber Ähnlichkeit und Kontiguität die beiden wesentlichen Prinzipien der Assoziationsvorgänge sind, stellt sich als Erklärung für all die Tollheit der magischen Vorschriften wirklich die Herrschaft der Ideenassoziation heraus. Man sieht, wie zutreffend sich *Tylors* oben zitierte Charakteristik der Magie erweist: *mistaking*

1. *Frazer*, The Magic Art, I, p. 201—203.

an ideal connexion for a real one, oder, wie es fast gleichlautend *Frazer* ausgedrückt hat: *men mistook the order of their ideas for the order of nature, and hence imagined that the control which they have, or seem to have, over their thoughts, permitted them to exercise a corresponding control over things*[1].

Es wird dann zunächst befremdend wirken, daß diese einleuchtende Erklärung der Magie von manchen Autoren als unbefriedigend verworfen werden konnte[2]. Bei näherer Überlegung muß man aber dem Einwand recht geben, daß die Assoziationstheorie der Magie bloß die Wege aufklärt, welche die Magie geht, aber nicht deren eigentliches Wesen, nämlich nicht das Mißverständnis, welches sie psychologische Gesetze an die Stelle natürlicher setzen heißt. Es bedarf hier offenbar eines dynamischen Moments, aber während die Suche nach einem solchen die Kritiker der *Frazer*schen Lehre in die Irre führt, wird es leicht, eine befriedigende Aufklärung der Magie zu geben, wenn man nur die Assoziationstheorie derselben weiterführen und vertiefen will.

Betrachten wir zunächst den einfacheren und bedeutsameren Fall der imitativen Magie. Nach *Frazer* kann diese allein geübt werden, während die kontagiöse Magie in der Regel die imitative voraussetzt[3]. Die Motive, welche zur Ausübung der Magie drängen, sind leicht zu erkennen, es sind die Wünsche des Menschen. Wir brauchen nun bloß anzunehmen, daß der primitive Mensch ein großartiges Zutrauen zur Macht seiner Wünsche hat. Im Grund muß all das, was er auf magischem Wege herstellt, doch nur darum geschehen, weil er es will. So ist anfänglich bloß sein Wunsch das Betonte.

Für das Kind, welches sich unter analogen psychischen Bedingungen befindet, aber motorisch noch nicht leistungsfähig ist, haben wir an anderer Stelle die Annahme vertreten, daß es seine Wünsche zunächst halluzinatorisch befriedigt, indem es die befriedigende Situation durch die

1. The Magic Art, I. p. 420 ff.

2. Vgl. den Artikel *Magic* (N. W. T.) in der 11. Auflage der Encyclopaedia Britannica.

3. l. c., p. 54.

zentrifugalen Erregungen seiner Sinnesorgane herstellen läßt[1]. Für den erwachsenen Primitiven ergibt sich ein anderer Weg. An seinem Wunsch hängt ein motorischer Impuls, der Wille, und dieser – der später im Dienst der Wunschbefriedigung das Antlitz der Erde verändern wird – wird jetzt dazu verwendet, die Befriedigung darzustellen, so daß man sie gleichsam durch motorische Halluzinationen erleben kann. Eine solche *Darstellung* des befriedigten Wunsches ist dem *Spiele* der Kinder völlig vergleichbar, welches bei diesen die rein sensorische Technik der Befriedigung ablöst. Wenn Spiel und imitative Darstellung dem Kinde und dem Primitiven genügen, so ist dies nicht ein Zeichen von Bescheidenheit in unserem Sinne oder von Resignation infolge Erkenntnis ihrer realen Ohnmacht, sondern die wohl verständliche Folge der überwiegenden Wertung ihres Wunsches, des von ihm abhängigen Willens und der von ihm eingeschlagenen Wege. Mit der Zeit verschiebt sich der psychische Akzent von den Motiven der magischen Handlung auf deren Mittel, auf die Handlung selbst. Vielleicht sagen wir richtiger, an diesen Mitteln erst wird ihm die Überschätzung seiner psychischen Akte evident. Nun hat es den Anschein, als wäre es nichts anderes als die magische Handlung, die kraft ihrer Ähnlichkeit mit dem Gewünschten dessen Geschehen erzwingt. Auf der Stufe des animistischen Denkens gibt es noch keine Gelegenheit, den wahren Sachverhalt objektiv zu erweisen, wohl aber auf späteren, wenn alle solche Prozeduren noch gepflegt werden, aber das psychische Phänomen des Zweifels als Ausdruck einer Verdrängungsneigung bereits möglich ist. Dann werden die Menschen zugeben, daß die Beschwörungen von Geistern nichts leisten, wenn nicht der Glaube an sie dabei ist, und daß auch die Zauberkraft des Gebets versagt, wenn keine Frömmigkeit dahinter wirkt[2].

Die Möglichkeit einer auf der Kontiguitätsassoziation beruhenden kontagiösen Magie wird uns dann zeigen, daß sich die psychische Wertschätzung vom Wunsch und vom

1. Formulierungen über die zwei Prinzipien des psychischen Geschehens. Jahrb. f. psychoanalyt. Forschungen, III. Bd., 1912, p. 2, Ges. Werke, Bd. VIII.

2. Der König in »Hamlet« (III, 4): »*My words fly up, my thoughts remain below; Words without thoughts never to heaven go.*«

Willen her auf alle psychischen Akte, die dem Willen zu Gebote stehen, ausgedehnt hat. Es besteht also jetzt eine allgemeine Überschätzung der seelischen Vorgänge, das heißt eine Einstellung zur Welt, welche uns nach unseren Einsichten in die Beziehung von Realität und Denken als solche Überschätzung des letzteren erscheinen muß. Die Dinge treten gegen deren Vorstellungen zurück; was mit den letzteren vorgenommen wird, muß sich auch an den ersteren ereignen. Die Relationen, die zwischen den Vorstellungen bestehen, werden auch zwischen den Dingen vorausgesetzt. Da das Denken keine Entfernungen kennt, das räumlich Entlegenste wie das zeitlich Verschiedenste mit Leichtigkeit in einen Bewußtseinsakt zusammenbringt, wird auch die magische Welt sich telepathisch über die räumliche Distanz hinaussetzen und ehemaligen Zusammenhang wie gegenwärtigen behandeln. Das Spiegelbild der Innenwelt muß im animistischen Zeitalter jenes andere Weltbild, das wir zu erkennen glauben, unsichtbar machen.

Heben wir übrigens hervor, daß die beiden Prinzipien der Assoziation – Ähnlichkeit und Kontiguität – in der höheren Einheit der *Berührung* zusammentreffen. Kontiguitätsassoziation ist Berührung im direkten, Ähnlichkeitsassoziation solche im übertragenen Sinne. Eine von uns noch nicht erfaßte Identität im psychischen Vorgang wird wohl durch den Gebrauch des nämlichen Wortes für beide Arten der Verknüpfung verbürgt. Es ist derselbe Umfang des Begriffes Berührung, der sich bei der Analyse des Tabu herausstellte[1].

Zusammenfassend könnten wir nun sagen: das Prinzip, welches die Magie, die Technik der animistischen Denkweise, regiert, ist das der »Allmacht der Gedanken«.

3

Die Bezeichnung »Allmacht der Gedanken« habe ich von einem hochintelligenten, an Zwangsvorstellungen leidenden Manne angenommen, dem es nach seiner Herstellung durch psychoanalytische Behandlung möglich geworden ist,

1. Vgl. die vorige Abhandlung dieser Reihe.

auch seine Tüchtigkeit und Verständigkeit zu erweisen[1]. Er hatte sich dieses Wort geprägt zur Begründung aller jener sonderbaren und unheimlichen Geschehnisse, die ihn wie andere mit seinem Leiden Behaftete zu verfolgen schienen. Dachte er eben an eine Person, so kam sie ihm auch schon entgegen, als ob er sie beschworen hätte; erkundigte er sich plötzlich nach dem Befinden eines lange vermißten Bekannten, so mußte er hören, daß dieser eben gestorben sei, so daß er glauben konnte, jener habe sich ihm telepathisch bemerkbar gemacht; stieß er gegen einen Fremden eine nicht einmal ganz ernst gemeinte Verwünschung aus, so durfte er erwarten, daß dieser bald darauf starb und ihn mit der Verantwortlichkeit für sein Ableben belastete. Von den meisten dieser Fälle konnte er mir im Laufe der Behandlung selbst mitteilen, wie der täuschende Anschein entstanden war, und was er selbst an Veranstaltungen hinzugetan hatte, um sich in seinen abergläubischen Erwartungen zu bestärken[2]. Alle Zwangskranken sind in solcher Weise, meist gegen ihre bessere Einsicht, abergläubisch.

Der Fortbestand der Allmacht der Gedanken tritt uns bei der Zwangsneurose am deutlichsten entgegen, die Ergebnisse dieser primitiven Denkweise sind hier dem Bewußtsein am nächsten. Wir müssen uns aber davor hüten, darin einen auszeichnenden Charakter dieser Neurose zu erblikken, denn die analytische Untersuchung deckt das nämliche bei den anderen Neurosen auf. Bei ihnen allein ist nicht die Realität des Erlebens, sondern die des Denkens für die Symptombildung maßgebend. Die Neurotiker leben in einer besonderen Welt, in welcher, wie ich es an anderer Stelle ausgedrückt habe, nur die »neurotische Währung« gilt, das heißt nur das intensiv Gedachte, mit Affekt Vorgestellte ist bei ihnen wirksam, dessen Übereinstimmung mit der äußeren Realität aber nebensächlich. Der Hysteriker wiederholt in seinen Anfällen und fixiert durch seine Symptome Er-

1. Bemerkungen über einen Fall von Zwangsneurose, 1909. [Ges. Werke, Bd. VII.]

2. Es scheint, daß wir den Charakter des »Unheimlichen« solchen Eindrücken verleihen, welche die Allmacht der Gedanken und die animistische Denkweise überhaupt bestätigen wollen, während wir uns bereits im Urteil von ihr abgewendet haben.

lebnisse, die sich nur in seiner Phantasie so zugetragen haben, allerdings in letzter Auflösung auf wirkliche Ereignisse zurückgehen oder aus solchen aufgebaut worden sind. Das Schuldbewußtsein der Neurotiker würde man ebenso schlecht verstehen, wenn man es auf reale Missetaten zurückführen wollte. Ein Zwangsneurotiker kann von einem Schuldbewußtsein gedrückt sein, das einem Massenmörder wohl anstünde; er wird sich dabei gegen seine Mitmenschen als der rücksichtsvollste und skrupulöseste Genosse benehmen und seit seiner Kindheit so benommen haben. Doch ist sein Schuldgefühl begründet; es fußt auf den intensiven und häufigen Todeswünschen, die sich in ihm unbewußt gegen seine Mitmenschen regen. Es ist begründet, insofern unbewußte Gedanken und nicht absichtliche Taten in Betracht kommen. So erweist sich die Allmacht der Gedanken, die Überschätzung der seelischen Vorgänge gegen die Realität, als unbeschränkt wirksam im Affektleben des Neurotikers und in allen von diesem ausgehenden Folgen. Unterzieht man ihn aber der psychoanalytischen Behandlung, welche das bei ihm Unbewußte bewußt macht, so wird er nicht glauben können, daß Gedanken frei sind, und wird sich jedesmal fürchten, böse Wünsche zu äußern, als ob sie infolge dieser Äußerung in Erfüllung gehen müßten. Durch dieses Verhalten wie durch seinen im Leben betätigten Aberglauben zeigt er uns aber, wie nahe er dem Wilden steht, der durch seine bloßen Gedanken die Außenwelt zu verändern vermeint.

Die primären Zwangshandlungen dieser Neurotiker sind eigentlich durchaus magischer Natur. Sie sind, wenn nicht Zauber, so doch Gegenzauber, zur Abwehr der Unheilserwartungen bestimmt, mit denen die Neurose zu beginnen pflegt. So oft ich das Geheimnis zu durchdringen vermochte, zeigte es sich, daß diese Unheilserwartung den Tod zum Inhalt hatte. Das Todesproblem steht nach *Schopenhauer* am Eingang jeder Philosophie; wir haben gehört, daß auch die Bildung der Seelenvorstellungen und des Dämonenglaubens, die den Animismus kennzeichnen, auf den Eindruck zurückgeführt wird, den der Tod auf den Menschen macht. Ob diese ersten Zwangs- oder Schutzhandlungen dem Prinzip der Ähnlichkeit, respektive des Kontrastes folgen, ist schwer zu beurteilen, denn sie werden unter den Bedingungen der Neurose gewöhnlich durch die Verschiebung auf irgend ein Kleinstes, eine an sich höchst geringfügige Aktion entstellt[1]. Auch die Schutzformeln der Zwangsneurose finden ihr Gegenstück in den Zauberformeln der Magie. Die Entwicklungsgeschichte der Zwangshandlungen kann man aber beschreiben, indem man hervorhebt, wie sie, vom Sexuellen möglichst weit entfernt, als Zauber gegen böse Wünsche beginnen, um als Ersatz für verbotenes sexuelles Tun, das sie möglichst getreu nachahmen, zu enden.

Wenn wir die vorhin erwähnte Entwicklungsgeschichte der menschlichen Weltanschauungen annehmen, in welcher die *animistische* Phase von der *religiösen*, diese von der *wissenschaftlichen* abgelöst wird, wird es uns nicht schwer, die Schicksale der »Allmacht der Gedanken« durch diese Phasen zu verfolgen. Im animistischen Stadium schreibt der Mensch sich selbst die Allmacht zu; im religiösen hat er sie den Göttern abgetreten, aber nicht ernstlich auf sie verzichtet, denn er behält sich vor, die Götter durch mannigfache Beeinflussungen nach seinen Wünschen zu lenken. In der wissenschaftlichen Weltanschauung ist kein Raum mehr für die Allmacht des Menschen, er hat sich zu seiner Kleinheit bekannt und sich resigniert dem Tode wie allen anderen Naturnotwendigkeiten unterworfen. Aber in dem Vertrauen auf die Macht des Menschengeistes, welcher mit den Gesetzen der Wirklichkeit rechnet, lebt ein Stück des primitiven Allmachtglaubens weiter.

Bei der Rückverfolgung der Entwicklung libidinöser Strebungen im Einzelmenschen, von ihrer Gestaltung in der Reife bis zu den ersten Anfängen der Kindheit, hat sich zunächst eine wichtige Unterscheidung ergeben, die in den »Drei Abhandlungen zur Sexualtheorie 1905« niedergelegt ist. Die Äußerungen der sexuellen Triebe sind von Anfang an zu erkennen, aber sie richten sich zuerst noch auf kein äußeres Objekt. Die einzelnen Triebkomponenten der Sexualität arbeiten jede für sich auf Lustgewinn und finden ihre Befriedigung am eigenen Körper. Dies Stadium heißt das

1. Ein weiteres Motiv für diese Verschiebung auf eine kleinste Aktion wird sich aus den nachstehenden Erörterungen ergeben.

des *Autoerotismus*, es wird von dem der *Objektwahl* abgelöst.

Es hat sich bei weiterem Studium als zweckmäßig, ja als unabweisbar gezeigt, zwischen diesen beiden Stadien ein drittes einzuschieben, oder, wenn man so will, das erste Stadium des Autoerotismus in zwei zu zerlegen. In diesem Zwischenstadium, dessen Bedeutsamkeit sich der Forschung immer mehr aufdrängt, haben die vorher vereinzelten Sexualtriebe sich bereits zu einer Einheit zusammengesetzt und auch ein Objekt gefunden; dies Objekt ist aber kein äußeres, dem Individuum fremdes, sondern es ist das eigene, um diese Zeit konstituierte Ich. Mit Rücksicht auf später zu beobachtende pathologische Fixierungen dieses Zustandes heißen wir das neue Stadium das des *Narzißmus*. Die Person verhält sich so, als wäre sie in sich selbst verliebt; die Ichtriebe und die libidinösen Wünsche sind für unsere Analyse noch nicht voneinander zu sondern.

Wenngleich uns eine genügend scharfe Charakteristik dieses narzißtischen Stadiums, in welchem die bisher dissoziierten Sexualtriebe zu einer Einheit zusammentreten und das Ich als Objekt besetzen, noch nicht möglich ist, so ahnen wir doch bereits, daß die narzißtische Organisation nie mehr völlig aufgegeben wird. Der Mensch bleibt in gewissem Maße narzißtisch, auch nachdem er äußere Objekte für seine Libido gefunden hat; die Objektbesetzungen, die er vornimmt, sind gleichsam Emanationen der beim Ich verbleibenden Libido und können wieder in dieselbe zurückgezogen werden. Die psychologisch so merkwürdigen Zustände von Verliebtheit, die Normalvorbilder der Psychosen, entsprechen dem höchsten Stande dieser Emanationen im Vergleich zum Niveau der Ichliebe.

Es liegt nun nahe, die von uns aufgefundene Hochschätzung der psychischen Aktionen – die wir von unserem Standpunkt aus eine Überschätzung heißen – bei den Primitiven und Neurotikern in Beziehung zum Narzißmus zu bringen und sie als wesentliches Teilstück desselben aufzufassen. Wir würden sagen, das Denken ist bei den Primitiven noch in hohem Maße sexualisiert, daher rührt der Glaube an die Allmacht der Gedanken, die unerschütterliche Zuversicht auf die Möglichkeit der Weltbeherrschung und die Unzugänglichkeit gegen die leicht zu machenden Erfahrungen, welche den Menschen über seine wirkliche Stellung in der Welt belehren könnten. Bei den Neurotikern ist einerseits ein beträchtliches Stück dieser primitiven Einstellung konstitutionell verblieben, anderseits wird durch die bei ihnen eingetretene Sexualverdrängung eine neuerliche Sexualisierung der Denkvorgänge herbeigeführt. Die psychischen Folgen müssen in beiden Fällen dieselben sein, bei ursprünglicher wie bei regressiv erzielter libidinöser Überbesetzung des Denkens: intellektueller Narzißmus, Allmacht der Gedanken[1].

Wenn wir im Nachweis der Allmacht der Gedanken bei den Primitiven ein Zeugnis für den Narzißmus erblicken dürfen, so können wir den Versuch wagen, die Entwicklungsstufen der menschlichen Weltanschauung mit den Stadien der libidinösen Entwicklung des Einzelnen in Vergleich zu ziehen. Es entspricht dann zeitlich wie inhaltlich die animistische Phase dem Narzißmus, die religiöse Phase jener Stufe der Objektfindung, welche durch die Bindung an die Eltern charakterisiert ist, und die wissenschaftliche Phase hat ihr volles Gegenstück in jenem Reifezustand des Individuums, welcher auf das Lustprinzip verzichtet hat und unter Anpassung an die Realität sein Objekt in der Außenwelt sucht[2].

Nur auf einem Gebiete ist auch in unserer Kultur die »Allmacht der Gedanken« erhalten geblieben, auf dem der Kunst. In der Kunst allein kommt es noch vor, daß ein von Wünschen verzehrter Mensch etwas der Befriedigung Ähnliches macht, und daß dieses Spielen – dank der künstlerischen Illusion – Affektwirkungen hervorruft, als wäre es etwas Reales. Mit Recht spricht man vom Zauber der Kunst und vergleicht den Künstler mit einem Zauberer. Aber dieser Vergleich ist vielleicht bedeutsamer, als er zu sein beansprucht. Die Kunst, die gewiß nicht als *l'art pour l'art*

1. *»It is almost an axiom with writers on this subject, that a sort of Solipsism or Berkeleianism (as Professor* S u l l y *terms it as he finds it in the Child) operates in the savage to make him refuse to recognise death as a fact.« — Marett,* Pre-animistic Religion, Folklore, XI. Bd., 1900, p. 178.

2. Es soll hier nur angedeutet werden, daß der ursprüngliche Narzißmus des Kindes maßgebend für die Auffassung seiner Charakterentwicklung ist und die Annahme eines primitiven Minderwertigkeitsgefühles bei demselben ausschließt.

begonnen hat, stand ursprünglich im Dienste von Tendenzen, die heute zum großen Teil erloschen sind. Unter diesen lassen sich mancherlei magische Absichten vermuten[1].

4

Die erste Weltauffassung, welche den Menschen gelang, die des Animismus, war also eine psychologische, sie bedurfte noch keiner Wissenschaft zu ihrer Begründung, denn Wissenschaft setzt erst ein, wenn man eingesehen hat, daß man die Welt nicht kennt und darum nach Wegen suchen muß, um sie kennen zu lernen. Der Animismus war aber dem primitiven Menschen natürlich und selbstgewiß; er wußte, wie die Dinge der Welt sind, nämlich so wie der Mensch sich selbst verspürte. Wir sind also darauf vorbereitet, zu finden, daß der primitive Mensch Strukturverhältnisse seiner eigenen Psyche in die Außenwelt verlegte[2], und dürfen anderseits den Versuch machen, was der Animismus von der Natur der Dinge lehrt, in die menschliche Seele zurückzuversetzen.

Die Technik des Animismus, die Magie, zeigt uns am deutlichsten und unvermengtesten die Absicht, den realen Dingen die Gesetze des Seelenlebens aufzuzwingen, wobei Geister noch keine Rolle spielen müssen, während auch Geister zu Objekten magischer Behandlung genommen werden können. Die Voraussetzungen der Magie sind also ursprünglicher und älter als die Geisterlehre, die den Kern des Animismus bildet. Unsere psychoanalytische Betrachtung trifft hier mit einer Lehre von *R. R. Marett* zusammen, welcher

1. *S. Reinach*, L'art et la magie in der Sammlung Cultes, Mythes et Religions, I. Bd., p. 125 bis 136. — *Reinach* meint, die primitiven Künstler, welche uns die eingeritzten oder aufgemalten Tierbilder in den Höhlen Frankreichs hinterlassen haben, wollten nicht »Gefallen erregen«, sondern »beschwören«. Er erklärt es so, daß sich diese Zeichnungen an den dunkelsten und unzugänglichsten Stellen der Höhlen befinden, und daß die Darstellungen der gefürchteten Raubtiere unter ihnen fehlen. »*Les modernes parlent souvent, par hyperbole, de la magie du pinceau ou du ciseau d'un grand artiste et, en général, de la magie de l'art. Entendu au sens propre, qui est celui d'une contrainte mystique exercée par la volonté de l'homme sur d'autres volontés ou sur les choses, cette expression n'est plus admissible; mais nous avons vu qu'elle était autrefois rigoureusement vraie, du moins dans l'opinion des artistes*« (p. 136).

2. Durch sogenannte endopsychische Wahrnehmung erkannte.

ein *präanimistisches* Stadium dem Animismus vorhergehen läßt, dessen Charakter am besten durch den Namen *Animatismus* (Lehre von der allgemeinen Belebtheit) angedeutet wird. Es ist wenig mehr aus der Erfahrung über den Präanimismus zu sagen, da man noch kein Volk angetroffen hat, welches der Geistervorstellungen entbehrte[1].

Während die Magie noch alle Allmacht den Gedanken vorbehält, hat der Animismus einen Teil dieser Allmacht den Geistern abgetreten und damit den Weg zur Bildung einer Religion eingeschlagen. Was soll nun den Primitiven zu dieser ersten Verzichtleistung bewogen haben? Kaum die Einsicht in die Unrichtigkeit seiner Voraussetzungen, denn er behält ja die magische Technik bei.

Die Geister und Dämonen sind, wie an anderer Stelle angedeutet wurde, nichts als die Projektionen seiner Gefühlsregungen[2]; er macht seine Affektbesetzungen zu Personen, bevölkert mit ihnen die Welt, und findet nun seine inneren seelischen Vorgänge außer seiner wieder, ganz ähnlich wie der geistreiche Paranoiker *Schreber*, der die Bindungen und Lösungen seiner Libido in den Schicksalen der von ihm kombinierten »Gottesstrahlen« gespiegelt fand[3].

Wir wollen hier wie bei einem früheren Anlasse[4] dem Problem ausweichen, woher die Neigung überhaupt rührt, seelische Vorgänge nach außen zu projizieren. Der einen Annahme dürfen wir uns aber getrauen, daß diese Neigung dort eine Verstärkung erfährt, wo die Projektion den Vorteil einer psychischen Erleichterung mit sich bringt. Ein solcher Vorteil ist mit Bestimmtheit zu erwarten, wenn die nach Allmacht strebenden Regungen in Konflikt miteinander geraten sind; dann können sie offenbar nicht alle allmächtig werden. Der Krankheitsprozeß der Paranoia bedient sich tatsächlich des Mechanismus der Projektion, um

1. *R. R. Marett*, Pre-animistic Religion. Folklore, XI. Bd., Nr. 2, London 1900. — Vgl. *Wundt*, Mythus und Religion, II. Bd., p. 171 u. ff.

2. Wir nehmen an, daß in diesem frühen narzißtischen Stadium Besetzungen aus libidinöser und anderen Erregungsquellen vielleicht noch ununterscheidbar miteinander vereinigt sind.

3. *Schreber*, Denkwürdigkeiten eines Nervenkranken. 1903. — *Freud*, Psychoanalytische Bemerkungen über einen autobiographisch beschriebenen Fall von Paranoia, 1911 [Ges. Werke, Bd. VIII].

4. Vgl. die letztzitierte Abhandlung über Schreber, Ges. Werke, Bd. VIII.

solche im Seelenleben entstandenen Konflikte zu erledigen. Nun ist der vorbildliche Fall eines solchen Konflikts der zwischen den beiden Gliedern eines Gegensatzpaares, der Fall der ambivalenten Einstellung, den wir in der Situation des Trauernden beim Tode eines teuern Angehörigen eingehend zergliedert haben. Ein solcher Fall wird uns besonders geeignet scheinen, die Schöpfung von Projektionsgebilden zu motivieren. Wir treffen hier wiederum mit Meinungen der Autoren zusammen, welche die bösen Geister für die erstgeborenen unter den Geistern erklären und die Entstehung der Seelenvorstellungen aus dem Eindruck des Todes auf die Überlebenden ableiten. Wir machen nur den einen Unterschied, daß wir nicht das intellektuelle Problem voranstellen, welches der Tod dem Lebenden aufgibt, sondern die zur Erforschung treibende Kraft in den Gefühlskonflikt verlegen, in welchen diese Situation den Überlebenden stürzt.

Die erste theoretische Leistung des Menschen – die Schöpfung der Geister – würde also aus derselben Quelle entspringen wie die ersten sittlichen Beschränkungen, denen er sich unterwirft, die Tabuvorschriften. Doch soll die Gleichheit des Ursprungs nichts für die Gleichzeitigkeit der Entstehung präjudizieren. Wenn es wirklich die Situation des Überlebenden gegen den Toten war, die den primitiven Menschen zuerst nachdenklich machte, ihn nötigte, einen Teil seiner Allmacht an die Geister abzugeben und ein Stück der freien Willkür seines Handelns zu opfern, so wären diese Kulturschöpfungen eine erste Anerkennung der *'Αναγκη*, die sich dem menschlichen Narzißmus widersetzt. Der Primitive würde sich vor der Übermacht des Todes beugen mit derselben Geste, durch die er diesen zu verleugnen scheint.

Wenn wir den Mut zur weiteren Ausbeutung unserer Voraussetzungen haben, können wir fragen, welches wesentliche Stück unserer psychologischen Struktur in der Projektionsschöpfung der Seelen und Geister seine Spiegelung und Wiederkehr findet. Es ist dann schwer zu bestreiten, daß die primitive Seelenvorstellung, so weit sie auch noch von der späteren völlig immateriellen Seele absteht, doch im wesentlichen mit dieser zusammentrifft, also Person oder

Ding als eine Zweiheit auffaßt, auf deren beide Bestandteile die bekannten Eigenschaften und Veränderungen des Ganzen verteilt sind. Diese ursprüngliche Dualität – nach einem Ausdruck von *H. Spencer*[1] – ist bereits identisch mit jenem Dualismus, der sich in der uns geläufigen Trennung von Geist und Körper kundgibt, und dessen unzerstörbare sprachliche Äußerungen wir z. B. in der Beschreibung des Ohnmächtigen oder Rasenden: *er sei nicht bei sich,* erkennen[2].

Was wir so, ganz ähnlich wie der Primitive, in die äußere Realität projizieren, kann kaum etwas anderes sein als die Erkenntnis eines Zustandes, in dem ein Ding den Sinnen und dem Bewußtsein gegeben, *präsent* ist, neben welchem ein anderer besteht, in dem dasselbe *latent* ist, aber wiedererscheinen kann, also die Koexistenz von Wahrnehmen und Erinnern, oder, ins Allgemeine ausgedehnt, die Existenz *unbewußter* Seelenvorgänge neben den *bewußten*[3]. Man könnte sagen, der »Geist« einer Person oder eines Dinges reduziere sich in letzter Analyse auf deren Fähigkeit erinnert und vorgestellt zu werden, wenn sie der Wahrnehmung entzogen sind.

Man wird nun freilich weder von der primitiven noch von der heutigen Vorstellung der »Seele« erwarten dürfen, daß ihre Abgrenzung vom anderen Teile die Linien einhalte, welche unsere heutige Wissenschaft zwischen der bewußten und der unbewußten Seelentätigkeit zieht. Die animistische Seele vereinigt vielmehr Bestimmungen von beiden Seiten in sich. Ihre Flüchtigkeit und Beweglichkeit, ihre Fähigkeit, den Körper zu verlassen, dauernd oder vorübergehend von einem anderen Leibe Besitz zu nehmen, dies sind Charaktere, die unverkennbar an das Wesen des Bewußtseins erinnern. Aber die Art, wie sie sich hinter der persönlichen Erscheinung verborgen hält, mahnt an das Unbewußte; die Unveränderlichkeit und Unzerstörbarkeit schreiben wir heute nicht mehr den bewußten, sondern den unbewußten Vorgängen zu, und diese betrachten wir auch als die eigentlichen Träger der seelischen Tätigkeit.

1. Im I. Band der »Prinzipien der Soziologie«.
2. *H. Spencer,* l. c., p. 179.
3. Vgl. meine kleine Schrift: A note on the Unconscious in Psycho-Analysis aus den Proceedings of the Society for Psychical Research, Part LXVI, vol. XXVI, London 1912. [Ges. Werke, Bd. VIII.]

Wir sagten vorhin, der Animismus sei ein Denksystem, die erste vollständige Theorie der Welt, und wollen nun aus der psychoanalytischen Auffassung eines solchen Systems gewisse Folgerungen ableiten. Die Erfahrung jedes unserer Tage kann uns die Haupteigenschaften des »Systems« immer von neuem vorführen. Wir träumen in der Nacht und haben es erlernt, am Tage den Traum zu deuten. Der Traum kann, ohne seine Natur zu verleugnen, wirr und zusammenhanglos erscheinen, er kann aber auch im Gegenteil die Ordnung der Eindrücke eines Erlebnisses nachahmen, eine Begebenheit aus der anderen ableiten und ein Stück seines Inhaltes auf ein anderes beziehen. Dies scheint ihm besser oder schlechter gelungen zu sein, fast niemals gelingt es so vollkommen, daß nicht irgendwo eine Absurdität, ein Riß im Gefüge zum Vorschein käme. Wenn wir den Traum der Deutung unterziehen, erfahren wir, daß die inkonstante und ungleichmäßige Anordnung der Traumbestandteile auch etwas für das Verständnis des Traumes recht Unwichtiges ist. Das Wesentliche am Traum sind die Traumgedanken, die allerdings sinnreich, zusammenhängend und geordnet sind. Aber deren Ordnung ist eine ganz andere als die von uns am manifesten Trauminhalt erinnerte. Der Zusammenhang der Traumgedanken ist aufgegeben worden und kann dann entweder überhaupt verloren bleiben oder durch den neuen Zusammenhang des Trauminhaltes ersetzt werden. Fast regelmäßig hat, außer der Verdichtung der Traumelemente, eine Umordnung derselben stattgefunden, die von der früheren Anordnung mehr oder weniger unabhängig ist. Wir sagen abschließend, das, was durch die Traumarbeit aus dem Material der Traumgedanken geworden ist, hat eine neue Beeinflussung erfahren, die sogenannte *»sekundäre Bearbeitung«*, deren Absicht offenbar dahin geht, die aus der Traumarbeit resultierende Zusammenhanglosigkeit und Unverständlichkeit zugunsten eines neuen »Sinnes« zu beseitigen. Dieser neue, durch die sekundäre Bearbeitung erzielte Sinn ist nicht mehr der Sinn der Traumgedanken.

Die sekundäre Bearbeitung des Produkts der Traumarbeit ist ein vortreffliches Beispiel für das Wesen und die Ansprüche eines Systems. Eine intellektuelle Funktion in uns fordert Vereinheitlichung, Zusammenhang und Verständlichkeit von jedem Material der Wahrnehmung oder des Denkens, dessen sie sich bemächtigt, und scheut sich nicht, einen unrichtigen Zusammenhang herzustellen, wenn sie infolge besonderer Umstände den richtigen nicht erfassen kann. Wir kennen solche Systembildungen nicht nur vom Traume, sondern auch von den Phobien, dem Zwangsdenken und den Formen des Wahnes. Bei den Wahnerkrankungen (der Paranoia) ist die Systembildung das Sinnfälligste, sie beherrscht das Krankheitsbild, sie darf aber auch bei den anderen Formen von Neuropsychosen nicht übersehen werden. In allen Fällen können wir dann nachweisen, daß eine *Umordnung* des psychischen Materials zu einem neuen Ziel stattgefunden hat, oft eine im Grunde recht gewaltsame, wenn sie nur unter dem Gesichtspunkt des Systems begreiflich erscheint. Es wird dann zum besten Kennzeichen der Systembildung, daß jedes der Ergebnisse desselben mindestens zwei Motivierungen aufdecken läßt, eine Motivierung aus den Voraussetzungen des Systems – also eventuell eine wahnhafte – und eine versteckte, die wir aber als die eigentlich wirksame, reale anerkennen müssen.

Zur Erläuterung ein Beispiel aus der Neurose: In der Abhandlung über das Tabu erwähnte ich eine Kranke, deren Zwangsverbote die schönsten Übereinstimmungen mit dem Tabu der *Maori* zeigen[1]. Die Neurose dieser Frau ist auf ihren Mann gerichtet; sie gipfelt in der Abwehr des unbewußten Wunsches nach seinem Tod. Ihre manifeste, systematische Phobie gilt aber der Erwähnung des Todes überhaupt, wobei ihr Mann völlig ausgeschaltet ist und niemals Gegenstand bewußter Sorge wird. Eines Tages hört sie den Mann den Auftrag erteilen, seine stumpf gewordenen Rasiermesser sollen in einen bestimmten Laden zum Schleifen gebracht werden. Von einer eigentümlichen Unruhe getrieben, macht sie sich selbst auf den Weg nach diesem Laden und fordert nach ihrer Rückkehr von dieser Rekognoszierung von ihrem Manne, er müsse diese Messer für alle Zeiten aus dem Wege räumen, denn sie habe entdeckt, daß neben dem von ihm genannten Laden sich eine Niederlage

1. p. 36.

von Särgen, Trauerwaren u. dgl. befindet. Die Messer seien durch seine Absicht in eine unlösbare Verbindung mit dem Gedanken an den Tod geraten. Dies ist nun die systematische Motivierung des Verbotes. Wir dürfen sicher sein, daß die Kranke auch ohne die Entdeckung jener Nachbarschaft das Verbot der Rasiermesser nach Hause gebracht hätte. Denn es hätte dazu hingereicht, daß sie auf dem Wege nach dem Laden einem Leichenwagen, einer Person in Trauerkleidung oder einer Trägerin eines Leichenkranzes begegnete. Das Netz der Bedingungen war weit genug ausgespannt, um die Beute in jedem Falle zu fangen; es lag dann an ihr, ob sie es zuziehen wollte oder nicht. Man konnte mit Sicherheit feststellen, daß sie für andere Fälle die Bedingungen des Verbotes nicht aktivierte. Dann hieß es eben, es sei ein »besserer Tag« gewesen. Die wirkliche Ursache des Verbotes der Rasiermesser war natürlich, wie wir mit Leichtigkeit erraten, ihr Sträuben gegen eine Lustbetonung der Vorstellung, ihr Mann könne sich mit dem geschärften Rasiermesser den Hals abschneiden.

In ganz ähnlicher Weise vervollständigt und detailliert sich eine Gehhemmung, eine Abasie oder Agoraphobie, wenn es diesem Symptom einmal gelungen ist, sich zur Vertretung eines unbewußten Wunsches und der Abwehr gegen denselben aufzuschwingen. Was sonst noch an unbewußten Phantasien und an wirksamen Reminiszenzen in dem Kranken vorhanden ist, drängt diesem einmal eröffneten Ausweg zum symptomatischen Ausdruck zu und bringt sich in zweckmäßiger Neuordnung im Rahmen der Gehstörung unter. Es wäre also ein vergebliches, eigentlich ein törichtes Beginnen, wenn man das symptomatische Gefüge und die Einzelheiten z. B. einer Agoraphobie aus der Grundvoraussetzung derselben verstehen wollte. Alle Konsequenz und Strenge des Zusammenhanges ist doch nur scheinbar. Schärfere Beobachtung kann, wie bei der Fassadenbildung des Traumes, die ärgsten Inkonsequenzen und Willkürlichkeiten der Symptombildung aufdecken. Die Einzelheiten einer solchen systematischen Phobie entnehmen ihre reale Motivierung versteckten Determinanten, die mit der Gehhemmung nichts zu tun haben müssen, und darum fallen auch die Gestaltungen einer solchen Phobie bei verschiedenen Personen so mannigfaltig und so widersprechend aus.

Suchen wir nun den Rückweg zu dem uns beschäftigenden System des Animismus, so schließen wir aus unseren Einsichten über andere psychologische Systeme, daß die Motivierung einer einzelnen Sitte oder Vorschrift durch den »Aberglauben« auch bei den Primitiven nicht die einzige und die eigentliche Motivierung zu sein braucht und uns der Verpflichtung nicht überhebt, nach den versteckten Motiven derselben zu suchen. Unter der Herrschaft eines animistischen Systems ist es nicht anders möglich, als daß jede Vorschrift und jede Tätigkeit eine systematische Begründung erhalte, welche wir heute eine »abergläubische« heißen. »Aberglaube« ist wie »Angst«, wie »Traum«, wie »Dämon« eine der psychologischen Vorläufigkeiten, die vor der psychoanalytischen Forschung zergangen sind. Kommt man hinter diese die Erkenntnis wie Wandschirme abwehrenden Konstruktionen, so ahnt man, daß dem Seelenleben und der Kulturhöhe der Wilden ein Stück verdienter Würdigung bisher vorenthalten wurde.

Betrachtet man die Triebverdrängung als ein Maß des erreichten Kulturniveaus, so muß man zugestehen, daß auch unter dem animistischen System Fortschritte und Entwicklungen vorgefallen sind, die man mit Unrecht ihrer abergläubischen Motivierung wegen gering schätzt. Wenn wir hören, daß Krieger eines wilden Volksstammes sich die größte Keuschheit und Reinlichkeit auferlegen, sobald sie sich auf den Kriegspfad begeben[1], so wird uns die Erklärung nahegelegt, daß sie ihren Unrat beseitigen, damit sich der Feind dieses Teiles ihrer Person nicht bemächtige, um ihnen auf magische Weise zu schaden, und für ihre Enthaltsamkeit sollen wir analoge abergläubische Motivierungen vermuten. Nichtsdestoweniger bleibt die Tatsache des Triebverzichts bestehen, und wir verstehen den Fall wohl besser, wenn wir annehmen, daß der wilde Krieger sich solche Beschränkungen zur Ausgleichung auferlegt, weil er im Begriffe steht, sich die sonst untersagte Befriedigung grausamer und feindseliger Regungen im vollen Ausmaße zu gestatten. Dasselbe gilt für die zahlreichen Fälle von

1. *Frazer*. Taboo and the Perils of the Soul. p. 158.

sexueller Beschränkung, solange man mit schwierigen oder verantwortlichen Arbeiten beschäftigt ist[1]. Mag sich die Begründung dieser Verbote immerhin auf einen magischen Zusammenhang berufen, die fundamentale Vorstellung, durch Verzicht auf Triebbefriedigung größere Kraft zu gewinnen, bleibt doch unverkennbar, und die hygienische Wurzel des Verbotes ist neben der magischen Rationalisierung derselben nicht zu vernachlässigen. Wenn die Männer eines wilden Volksstammes zur Jagd, zum Fischfang, zum Krieg, zum Einsammeln kostbarer Pflanzenstoffe ausgezogen sind, so bleiben ihre Frauen unterdes im Hause zahlreichen drückenden Beschränkungen unterworfen, denen von den Wilden selbst eine in die Ferne reichende, sympathetische Wirkung auf das Gelingen der Expedition zugeschrieben wird. Doch gehört wenig Scharfsinn dazu, um zu erraten, daß jenes in die Ferne wirkende Moment kein anderes als das Heimwärtsdenken, die Sehnsucht der Abwesenden, ist, und daß hinter diesen Einkleidungen die gute psychologische Einsicht steckt, die Männer werden ihr Bestes nur dann tun, wenn sie über den Verbleib der unbeaufsichtigten Frauen vollauf beruhigt sind. Andere Male wird es direkt, ohne magische Motivierung, ausgesprochen, daß die eheliche Untreue der Frau die Bemühungen des in verantwortlicher Tätigkeit abwesenden Mannes zum Scheitern bringt.

Die unzähligen Tabuvorschriften, denen die Frauen der Wilden während ihrer Menstruation unterliegen, werden durch die abergläubische Scheu vor dem Blute motiviert und haben in ihr wohl auch eine reale Begründung. Aber es wäre unrecht, die Möglichkeit zu übersehen, daß diese Blutscheu hier auch ästhetischen und hygienischen Absichten dient, die sich in allen Fällen mit magischen Motivierungen drapieren müßten.

Wir täuschen uns wohl nicht darüber, daß wir uns durch solche Erklärungsversuche dem Vorwurfe aussetzen, daß wir den heutigen Wilden eine Feinheit der seelischen Tätigkeiten zumuten, die weit über die Wahrscheinlichkeit hinausgeht. Allein ich meine, es könnte uns mit der Psychologie dieser Völker, die auf der animistischen Stufe stehen

1. *Frazer*, l. c., p. 200.

geblieben sind, leicht so ergehen wie mit dem Seelenleben des Kindes, das wir Erwachsene nicht mehr verstehen, und dessen Reichhaltigkeit und Feinfühligkeit wir darum so sehr unterschätzt haben.

Ich will noch einer Gruppe von bisher unerklärten Tabuvorschriften gedenken, weil sie eine dem Psychoanalytiker vertraute Aufklärung zuläßt. Bei vielen wilden Völkern ist es unter verschiedenen Verhältnissen verboten, scharfe Waffen und schneidende Instrumente im Hause zu halten[1]. *Frazer* zitiert einen deutschen Aberglauben, daß man ein Messer nicht mit der Schneide nach oben liegen lassen dürfe. Gott und die Engel könnten sich daran verletzen. Soll man in diesem Tabu nicht die Ahnung gewisser »Symptomhandlungen« erkennen, zu denen die scharfe Waffe durch unbewußte böse Regungen gebraucht werden könnte?

1. *Frazer*. l. c., p. 237

IV

DIE INFANTILE WIEDERKEHR DES TOTEMISMUS

Von der Psychoanalyse, welche zuerst die regelmäßige Überdeterminierung psychischer Akte und Bildungen aufgedeckt hat, braucht man nicht zu besorgen, daß sie versucht sein werde, etwas so Kompliziertes wie die Religion aus einem einzigen Ursprung abzuleiten. Wenn sie in notgedrungener, eigentlich pflichtgemäßer Einseitigkeit eine einzige der Quellen dieser Institution zur Anerkennung bringen will, so beansprucht sie zunächst für dieselbe die Ausschließlichkeit so wenig wie den ersten Rang unter den zusammenwirkenden Momenten. Erst eine Synthese aus verschiedenen Gebieten der Forschung kann entscheiden, welche relative Bedeutung dem hier zu erörternden Mechanismus in der Genese der Religion zuzuteilen ist; eine solche Arbeit überschreitet aber sowohl die Mittel als auch die Absicht des Psychoanalytikers.

1

In der ersten Abhandlung dieser Reihe haben wir den Begriff des Totemismus kennen gelernt. Wir haben gehört, daß der Totemismus ein System ist, welches bei gewissen primitiven Völkern in Australien, Amerika, Afrika die Stelle einer Religion vertritt und die Grundlage der sozialen Organisation abgibt. Wir wissen, daß der Schotte *Mac Lennan* 1869 das allgemeinste Interesse für die bis dahin nur als Kuriosa gewürdigten Phänomene des Totemismus in Anspruch nahm, indem er die Vermutung aussprach, eine große Anzahl von Sitten und Gebräuchen in verschiedenen alten wie modernen Gesellschaften seien als Überreste einer totemistischen Epoche zu verstehen. Die Wissenschaft hat seither diese Bedeutung des Totemismus im vollen Umfange anerkannt. Als eine der letzten Äußerungen über diese Frage will ich eine Stelle aus den Elementen der Völkerpsychologie von *W. Wundt* (1912) zitieren[1]: »Nehmen wir alles dies zusammen, so ergibt sich mit hoher Wahrscheinlichkeit der Schluß, daß die totemistische Kultur überall einmal eine Vorstufe der späteren Entwicklungen und eine Übergangsstufe zwischen dem Zustand des primitiven Menschen und dem Helden- und Götterzeitalter gebildet hat.«

Die Absichten der vorliegenden Abhandlungen nötigen uns zu einem tieferen Eingehen auf die Charaktere des Totemismus. Aus Gründen, welche später ersichtlich werden sollen, bevorzuge ich hier eine Darstellung von *S. Reinach*, der im Jahre 1900 nachstehenden Code du totémisme in zwölf Artikeln, gleichsam einen Katechismus der totemistischen Religion, entworfen hat[2]:

1. Gewisse Tiere dürfen weder getötet noch gegessen werden, aber die Menschen ziehen Individuen dieser Tiergattungen auf und schenken ihnen Pflege.
2. Ein zufällig verstorbenes Tier wird betrauert und unter den gleichen Ehrenbezeigungen bestattet wie ein Mitglied des Stammes.
3. Das Speiseverbot bezieht sich gelegentlich nur auf einen bestimmten Körperteil des Tieres.
4. Wenn man ein für gewöhnlich verschontes Tier unter dem Drange der Notwendigkeit töten muß, so entschuldigt man sich bei ihm und sucht die Verletzung des Tabu, den Mord, durch mannigfache Kunstgriffe und Ausflüchte abzuschwächen.
5. Wenn das Tier rituell geopfert wird, wird es feierlich beweint.
6. Bei gewissen feierlichen Gelegenheiten, religiösen Zeremonien, legt man die Haut bestimmter Tiere an. Wo der Totemismus noch besteht, sind dies die Totemtiere.
7. Stämme und Einzelpersonen legen sich Tiernamen bei, eben die der Totemtiere.
8. Viele Stämme gebrauchen Tierbilder als Wappen und verzieren mit ihnen ihre Waffen; Männer malen sich Tierbilder auf den Leib oder lassen sich solche durch Tätowierung einritzen.

1. p. 139.

2. Revue scientifique, Oktober 1900, abgedruckt in des Autors vierbändigem Werke Cultes, Mythes et Religions, 1909, T. I, p. 17 ff.

9. Wenn der Totem zu den gefürchteten und gefährlichen Tieren gehört, so wird angenommen, daß er die Mitglieder des nach ihm genannten Stammes verschont.
10. Das Totemtier beschützt und warnt die Angehörigen des Stammes.
11. Das Totemtier kündigt seinen Getreuen die Zukunft an und dient ihnen als Führer.
12. Die Mitglieder eines Totemstammes glauben oft daran, daß sie mit dem Totemtier durch das Band gemeinsamer Abstammung verknüpft sind.

Man kann diesen Katechismus der Totemreligion erst würdigen, wenn man in Betracht zieht, daß *Reinach* hier auch alle Anzeichen und Resterscheinungen eingetragen hat, aus denen man den einstigen Bestand des totemistischen Systems erschließen kann. Eine besondere Stellung dieses Autors zum Problem zeigt sich darin, daß er dafür die wesentlichen Züge des Totemismus einigermaßen vernachlässigt. Wir werden uns überzeugen, daß er von den zwei Hauptsätzen des totemistischen Katechismus den einen in den Hintergrund gedrängt, den anderen völlig übergangen hat.

Um von den Charakteren des Totemismus ein richtiges Bild zu gewinnen, wenden wir uns an einen Autor, welcher dem Thema ein vierbändiges Werk gewidmet hat, das die vollständigste Sammlung der hieher gehörigen Beobachtungen mit der eingehendsten Diskussion der durch sie angeregten Probleme verbindet. Wir werden *J. G. Frazer*, dem Verfasser von »Totemism and Exogamy« (1910), für Genuß und Belehrung verpflichtet bleiben, auch wenn die psychoanalytische Untersuchung zu Ergebnissen führen sollte, welche weit von den seinigen abweichen[1].

1. Vielleicht tun wir aber vorher gut daran, dem Leser die Schwierigkeiten vorzuführen, mit denen Feststellungen auf diesem Gebiete zu kämpfen haben: Zunächst: die Personen, welche die Beobachtungen sammeln, sind nicht dieselben, welche sie verarbeiten und diskutieren, die ersteren Reisende und Missionäre, die letzteren Gelehrte, welche die Objekte ihrer Forschung vielleicht niemals gesehen haben. — Die Verständigung mit den Wilden ist nicht leicht. Nicht alle der Beobachter waren mit den Sprachen derselben vertraut, sondern mußten sich der Hilfe von Dolmetschern bedienen oder in der Hilfssprache des *pidgin-english* mit den Ausgefragten verkehren. Die Wilden sind nicht mitteilsam über die intimsten Angelegenheiten ihrer Kultur und eröffnen sich nur solchen Fremden, die viele Jahre in ihrer Mitte zugebracht haben. Sie geben aus den verschiedenartigsten Motiven (vgl. *Frazer*, The Beginnings of Religion

Ein Totem, schrieb *Frazer* in seinem ersten Aufsatz[1], ist ein materielles Objekt, welchem der Wilde einen abergläubischen Respekt bezeugt, weil er glaubt, daß zwischen seiner eigenen Person und jedem Ding dieser Gattung eine ganz besondere Beziehung besteht. Die Verbindung zwischen einem Menschen und seinem Totem ist eine wechselseitige. der Totem beschützt den Menschen und der Mensch beweist seine Achtung vor dem Totem auf verschiedene Arten, so z. B. daß er ihn nicht tötet, wenn es ein Tier, und nicht abpflückt, wenn es eine Pflanze ist. Der Totem unterscheidet sich vom Fetisch darin, daß er nie ein Einzelding ist wie dieser, sondern immer eine Gattung, in der Regel eine Tier- oder Pflanzenart, seltener eine Klasse von unbelebten Dingen und noch seltener von künstlich hergestellten Gegenständen.

Man kann mindestens drei Arten von Totem unterscheiden:

1. den Stammestotem, an dem ein ganzer Stamm teil hat, und der sich erblich von einer Generation auf die nächste überträgt;
2. den Geschlechtstotem, der allen männlichen oder allen weiblichen Mitgliedern eines Stammes mit Ausschluß des anderen Geschlechtes angehört, und
3. den individuellen Totem, der einer einzelnen Person eignet und nicht auf deren Nachkommenschaft übergeht.

Die beiden letzten Arten von Totem kommen an Bedeu-

and Totemism among the Australian Aborigines, Fortnightly Review, 1905; T. and Ex. I, p. 150) oft falsche oder mißverständliche Auskünfte. — Man darf nicht daran vergessen, daß die primitiven Völker keine jungen Völker sind, sondern eigentlich ebenso alt wie die zivilisiertesten, und daß man kein Recht zur Erwartung hat, sie würden ihre ursprünglichen Ideen und Institutionen ohne jede Entwicklung und Entstellung für unsere Kenntnisnahme aufbewahrt haben. Es ist vielmehr sicher, daß sich bei den Primitiven tiefgreifende Wandlungen nach allen Richtungen vollzogen haben, so daß man niemals ohne Bedenken entscheiden kann, was an ihren gegenwärtigen Zuständen und Meinungen nach Art eines Petrefakts die ursprüngliche Vergangenheit erhalten hat, und was einer Entstellung und Veränderung derselben entspricht. Daher die überreichlichen Streitigkeiten unter den Autoren, was an den Eigentümlichkeiten einer primitiven Kultur als primär und was als spätere sekundäre Gestaltung aufzufassen sei. Die Feststellung des ursprünglichen Zustandes bleibt also jedesmal eine Sache der Konstruktion. — Es ist endlich nicht leicht, sich in die Denkungsart der Primitiven einzufühlen. Wir mißverstehen sie ebenso leicht wie die Kinder und sind immer geneigt, ihr Tun und Fühlen nach unseren eigenen psychischen Konstellationen zu deuten.

1. Totemism, Edinburgh 1887, abgedruckt im ersten Band des großen Werkes T. and Ex.

tung gegen den Stammestotem nicht in Betracht. Es sind, wenn nicht alles täuscht, späte und für das Wesen des Totem wenig bedeutsame Bildungen.

Der Stammestotem (Clantotem) ist Gegenstand der Verehrung einer Gruppe von Männern und Frauen, die sich nach dem Totem nennen, sich für blutsverwandte Abkömmlinge eines gemeinsamen Ahnen halten und durch gemeinsame Pflichten gegeneinander wie durch den Glauben an ihren Totem miteinander fest verbunden sind.

Der Totemismus ist sowohl ein religiöses wie ein soziales System. Nach seiner religiösen Seite besteht er in den Beziehungen gegenseitiger Achtung und Schonung zwischen einem Menschen und seinem Totem, nach seiner sozialen Seite in den Verpflichtungen der Clanmitglieder gegeneinander und gegen andere Stämme. In der späteren Geschichte des Totemismus zeigen dessen beide Seiten eine Neigung auseinanderzugehen; das soziale System überlebt häufig das religiöse und umgekehrt verbleiben Reste von Totemismus in der Religion solcher Länder, in denen das auf den Totemismus gegründete soziale System verschwunden ist. Wie diese beiden Seiten des Totemismus ursprünglich miteinander zusammenhängen, können wir bei unserer Unkenntnis über dessen Ursprünge nicht mit Sicherheit sagen. Doch ergibt sich im ganzen eine starke Wahrscheinlichkeit dafür, daß die beiden Seiten des Totemismus zu Anfang unzertrennlich voneinander waren. Mit anderen Worten, je weiter wir zurückgehen, desto deutlicher zeigt es sich, daß der Stammesangehörige sich zur selben Art zählt wie seinen Totem und sein Verhalten gegen den Totem von dem gegen einen Stammesgenossen nicht unterscheidet.

In der speziellen Beschreibung des Totemismus als eines religiösen Systems stellt *Frazer* voran, daß die Mitglieder eines Stammes sich nach ihrem Totem nennen und *in der Regel auch glauben, daß sie von ihm abstammen.* Die Folge dieses Glaubens ist es, daß sie das Totemtier nicht jagen, nicht töten und nicht essen und sich jeden anderen Gebrauch des Totem versagen, wenn er etwas anderes als ein Tier ist. Die Verbote, den Totem nicht zu töten und nicht zu essen, sind nicht die einzigen Tabu, die ihn betreffen; manchmal ist es auch verboten, ihn zu berühren, ja, ihn anzuschauen; in einer Anzahl von Fällen darf der Totem nicht bei seinem richtigen Namen genannt werden. Die Übertretung dieser den Totem schützenden Tabugebote straft sich automatisch durch schwere Erkrankungen oder Tod[1]. Exemplare des Totemtieres werden gelegentlich von dem Clan aufgezogen und in der Gefangenschaft gehegt[2]. Ein tot aufgefundenes Totemtier wird betrauert und bestattet wie ein Clangenosse. Mußte man ein Totemtier töten, so geschah es unter einem vorgeschriebenen Rituale von Entschuldigungen und Sühnezeremonien.

Von seinem Totem erwartete der Stamm Schutz und Schonung. Wenn er ein gefährliches Tier war (Raubtier, Giftschlange), so setzte man voraus, daß er seinen Genossen nichts zuleide tun würde, und wo sich diese Voraussetzung nicht bestätigte, wurde der Beschädigte aus dem Stamme ausgestoßen. Eide, meint *Frazer*, waren ursprünglich Ordalien; viele Abstammungs- und Echtheitsproben wurden so dem Totem zur Entscheidung überlassen. Der Totem hilft in Krankheiten. gibt dem Stamme Vorzeichen und Warnungen. Die Erscheinung des Totemtieres in der Nähe eines Hauses wurde häufig als Ankündigung eines Todesfalles angesehen. Der Totem war gekommen, seinen Verwandten zu holen[3].

Unter verschiedenen bedeutsamen Verhältnissen sucht der Clangenosse seine Verwandtschaft mit dem Totem zu betonen, indem er sich ihm äußerlich ähnlich macht, sich in die Haut des Totemtieres hüllt, sich das Bild desselben einritzt u. dgl. Bei den feierlichen Gelegenheiten der Geburt, der Männerweihe, des Begräbnisses wird diese Identifizierung mit dem Totem in Taten und Worten durchgeführt. Tänze, bei denen alle Genossen des Stammes sich in ihren Totem verkleiden und wie er gebärden, dienen mannigfaltigen magischen und religiösen Absichten. Endlich gibt es Zeremonien, bei denen das Totemtier in feierlicher Weise getötet wird[4].

1. Vgl. die Abhandlung über das Tabu.

2. Wie heute noch die Wölfe im Käfig an der Kapitolsstiege in *Rom*, die Bären im Zwinger von *Bern*.

3. Also wie die weiße Frau mancher Adelsgeschlechter.

4. l. c., p. 45. — Siehe unten die Erörterung über das Opfer.

Die soziale Seite des Totemismus prägt sich vor allem in einem streng gehaltenen Gebot und in einer großartigen Einschränkung aus. Die Mitglieder eines Totemclans sind Brüder und Schwestern, verpflichtet einander zu helfen und zu beschützen; im Falle der Tötung eines Clangenossen durch einen Fremden haftet der ganze Stamm des Täters für die Bluttat, und der Clan des Gemordeten fühlt sich solidarisch in der Forderung nach Sühne für das vergossene Blut. Die Totembande sind stärker als die Familienbande in unserem Sinne; sie fallen mit diesen nicht zusammen, da die Übertragung des Totem in der Regel durch mütterliche Vererbung geschieht und ursprünglich die väterliche Vererbung vielleicht überhaupt nicht in Geltung war.

Die entsprechende Tabubeschränkung aber besteht in dem Verbot, daß Mitglieder desselben Totemclans einander nicht heiraten und überhaupt nicht in Sexualverkehr miteinander treten dürfen. Dies ist die berühmte und rätselhafte, mit dem Totemismus verknüpfte *Exogamie.* Wir haben ihr die ganze erste Abhandlung dieser Reihe gewidmet und brauchen darum hier nur anzuführen, daß sie der verschärften Inzestscheu der Primitiven entspringt, daß sie als Sicherung gegen Inzest bei Gruppenehe vollkommen verständlich würde, und daß sie zunächst die Inzestverhütung für die jüngere Generation besorgt und erst in weiterer Ausbildung auch der älteren Generation zum Hindernis wird[1].

An diese Darstellung des Totemismus bei *Frazer,* eine der frühesten in der Literatur des Gegenstandes, will ich nun einige Auszüge aus einer der letzten Zusammenfassungen anschließen. In den 1912 erschienenen Elementen der Völkerpsychologie sagt *W. Wundt*[2]: »Das Totemtier gilt als Ahnentier der betreffenden Gruppe. ›Totem‹ ist also einerseits Gruppen-, anderseits Abstammungsname, und in letzterer Beziehung hat dieser Name zugleich eine mythologische Bedeutung. Alle diese Verwendungen des Begriffes spielen aber ineinander und die einzelnen dieser Bedeutun-

1. Siehe die erste Abhandlung.

2. p. 116.

gen können zurücktreten, so daß in manchen Fällen die Totems fast zu einer bloßen Nomenklatur der Stammesabteilungen geworden sind, während in anderen die Vorstellung der Abstammung oder aber auch die kultische Bedeutung des Totems im Vordergrund steht . . . Der Begriff des Totems wird für die *Stammesgliederung* und *Stammesorganisation* maßgebend. Mit diesen Normen und mit ihrer Befestigung im Glauben und Fühlen der Stammesgenossen hängt es zusammen, daß man das Totemtier ursprünglich jedenfalls nicht bloß als einen Namen für eine Gruppe von Stammesgliedern betrachtete, sondern daß das Tier meist als Stammvater der betreffenden Abteilung gilt . . . Damit hängt dann zusammen, daß diese Tierahnen einen Kult genießen . . . Dieser Tierkult äußert sich ursprünglich, abgesehen von bestimmten Zeremonien und zeremoniellen Festen, vor allem in dem Verhalten gegenüber dem Totemtier: nicht nur ein einzelnes Tier, sondern jeder Repräsentant der gleichen Spezies ist in gewissem Grade ein geheiligtes Tier, es ist den Totemgenossen verboten oder nur unter gewissen Umständen erlaubt, das Fleisch des Totemtieres zu genießen. Dem entspricht die in solchem Zusammenhange bedeutsame Gegenerscheinung, daß unter gewissen Bedingungen eine Art von zeremoniellem Genuß des Totemfleisches stattfindet . . .«

». . . Die wichtigste soziale Seite dieser totemistischen Stammesgliederung besteht aber darin, daß mit ihr bestimmte Normen der Sitte für den Verkehr der Gruppen untereinander verbunden sind. Unter diesen Normen stehen in erster Linie die für den Eheverkehr. So hängt diese Stammesgliederung mit einer wichtigen Erscheinung zusammen, die zum erstenmal im totemistischen Zeitalter auftritt: mit der *Exogamie.*«

Wenn wir durch all das hindurch, was späterer Fortbildung oder Abschwächung entsprechen mag, zu einer Charakteristik des ursprünglichen Totemismus gelangen wollen, so ergeben sich uns folgende wesentliche Züge: *Die Totem waren ursprünglich nur Tiere, sie galten als die Ahnen der einzelnen Stämme. Der Totem vererbte sich nur in weiblicher Linie; es war verboten, den Totem zu töten* (oder *zu essen*, was für primitive Verhältnisse zusammenfällt); *es war den Totemgenossen verboten, Sexualverkehr miteinander zu pflegen*[1].

Es darf uns nun auffallen, daß in dem Code du totémisme, den *Reinach* aufgestellt hat, das eine der Haupttabu, das der Exogamie, überhaupt nicht vorkommt, während die Voraussetzung des zweiten, die Abstammung vom Totemtier, nur eine beiläufige Erwähnung findet. Ich habe aber die Darstellung *Reinachs,* eines um den Gegenstand sehr verdienten Autors, ausgewählt, um auf die Meinungsverschiedenheiten unter den Autoren vorzubereiten, welche uns nun beschäftigen sollen.

2

Je unabweisbarer die Einsicht auftrat, daß der Totemismus eine regelmäßige Phase aller Kulturen gebildet habe, desto dringender wurde das Bedürfnis, zu einem Verständnis desselben zu gelangen, die Rätsel seines Wesens aufzuhellen. Rätselhaft ist wohl alles am Totemismus; die entscheidenden Fragen sind die nach der Herkunft der Totemabstammung, nach der Motivierung der Exogamie (respektive des durch sie vertretenen Inzesttabu) und nach der Beziehung zwischen den beiden, der Totemorganisation und dem Inzestverbot. Das Verständnis sollte in einem ein historisches und ein psychologisches sein, Auskunft geben, unter welchen Bedingungen sich diese eigentümliche Institution entwickelt, und welchen seelischen Bedürfnissen der Menschen sie Ausdruck gegeben hatte.

1. Übereinstimmend mit diesem Text lautet das Fazit des Totemismus, welches *Frazer* in seiner zweiten Arbeit über den Gegenstand (The Origin of Totemism, Fortnightly Review 1899) zieht: »*Thus Totemism has commonly been treated as a primitive system both of religion and of society. As a system of religion it embraces the mystic union of the savage with his totem; as a system of society it comprises the relations in which men and women of the same totem stand to each other and to the members of other totemic groups. And corresponding to these two sides of the system are two rough-and-ready tests or canons of Totemism: first, the rule that a man may not kill or eat his totem animal or plant, and second the rule that he may not marry or cohabit with a woman of the same totem.*« (p. 101.) *Frazer* fügt dann hinzu, was uns mitten in die Diskussionen über den Totemismus hineinführt: *Whether the two sides — the religious and the social — have always coexisted or are essentially independent, is a question which has been variously answered.*

Meine Leser werden nun gewiß erstaunt sein zu hören, von wie verschiedenen Gesichtspunkten her die Beantwortung dieser Fragen versucht wurde, und wie weit die Meinungen der sachkundigen Forscher hierüber auseinandergehen. Es steht so ziemlich alles in Frage, was man allgemein über Totemismus und Exogamie behaupten möchte; auch das vorangeschickte, aus einer von *Frazer* 1887 veröffentlichten Schrift geschöpfte Bild kann der Kritik nicht entgehen, eine willkürliche Vorliebe des Referenten auszudrücken, und würde heute von *Frazer* selbst, der seine Ansichten über den Gegenstand wiederholt geändert hat, beanständet werden[1].

Es ist eine naheliegende Annahme, daß man das Wesen des Totemismus und der Exogamie am ehesten erfassen könnte, wenn man den Ursprüngen der beiden Institutionen näher käme. Dann ist aber für die Beurteilung der Sachlage die Bemerkung von *Andrew Lang* nicht zu vergessen, daß auch die primitiven Völker uns diese ursprünglichen Formen der Institutionen und die Bedingungen für deren Entstehung nicht mehr aufbewahrt haben, so daß wir einzig und allein auf Hypothesen angewiesen bleiben, um die mangelnde Beobachtung zu ersetzen[2]. Unter den vorgebrachten Erklärungsversuchen erscheinen einige dem Urteil des Psychologen von vornherein als inadäquat. Sie sind allzu rationell und nehmen auf den Gefühlscharakter der zu erklärenden Dinge keine Rücksicht. Andere ruhen auf Voraussetzungen, denen die Beobachtung die Bestätigung versagt; noch andere berufen sich auf ein Material, welches besser einer anderen Deutung unterworfen werden sollte. Die Widerlegung der verschiedenen Ansichten hat in der Regel wenig Schwierigkeiten; die Autoren sind wie ge-

1. Anläßlich einer solchen Sinnesänderung schrieb er den schönen Satz nieder: »*That my conclusions on these difficult questions are final, I am not so foolish as to pretend. I have changed my views repeatedly, and I am resolved to change them again with every change of the evidence, for like a chameleon, the candid enquirer should shift his colours with the shifting colours of the ground he treads.*« Vorrede zum I. Band von Totemism and Exogamy. 1910.

2. »*By the nature of the case, as the origin of totemism lies far beyond our powers of historical examination or of experiment, we must have recourse as regards this matter to conjecture*«, *A. Lang*, Secret of the Totem, p. 27. — »*Nowhere do we see absolutely primitive man, and a totemic system in the making*«, p. 29.

wöhnlich in der Kritik, die sie aneinander üben, stärker als in ihren eigenen Produktionen. Ein *Non liquet* ist für die meisten der behandelten Punkte das Endergebnis. Es ist daher nicht zu verwundern, wenn in der neuesten, hier meist übergangenen Literatur des Gegenstandes das unverkennbare Bestreben auftritt, eine allgemeine Lösung der totemistischen Probleme als undurchführbar abzuweisen. So z. B. *Goldenweiser* im J. of Am. Folk-Lore XXIII, 1910. (Referat in Britannica Year Book 1913.) Ich habe mir gestattet, bei der Mitteilung dieser einander widerstreitenden Hypothesen von deren Zeitfolge abzusehen.

a) Die Herkunft des Totemismus

Die Frage nach der Entstehung des Totemismus läßt sich auch so formulieren: Wie kamen primitive Menschen dazu, sich (ihre Stämme) nach Tieren, Pflanzen, leblosen Gegenständen zu benennen[1]?

Der Schotte *Mac Lennan*, der Totemismus und Exogamie für die Wissenschaft entdeckte[2], enthielt sich, eine Ansicht über die Entstehung des Totemismus zu veröffentlichen. Nach einer Mitteilung von *A. Lang*[3] war er eine Zeitlang geneigt, den Totemismus auf die Sitte des Tätowierens zurückzuführen. Die verlautbarten Theorien zur Ableitung des Totemismus möchte ich in drei Gruppen bringen, als *α*) nominalistische, *β*) soziologische, *γ*) psychologische.

α) Die nominalistischen Theorien

Die Mitteilungen über diese Theorien werden deren Zusammenfassung unter dem von mir gebrachten Titel rechtfertigen.

Schon *Garcilaso del Vega*, ein Abkömmling der peruanischen *Inka*, der im XVII. Jahrhundert die Geschichte seines

1. Wahrscheinlich ursprünglich nur nach Tieren.

2. The Worship of Animals and Plants, Fortnightly Review 1869—1870. Primitive Marriage 1865; beide Arbeiten abgedruckt in Studies in Ancient History, 1876. 2. ed. 1886.

3. The Secret of the Totem, 1905, p. 34.

Volkes schrieb, soll, was ihm von totemistischen Phänomenen bekannt war, auf das Bedürfnis der Stämme, sich durch Namen voneinander zu unterscheiden, zurückgeführt haben[1]. Derselbe Gedanke taucht Jahrhunderte später in der Ethnology von *A. K. Keane* auf: die Totem seien aus *»heraldic badges«* (Wappenabzeichen) hervorgegangen, durch die Individuen, Familien und Stämme sich voneinander unterscheiden wollten[2].

Max *Müller* äußerte dieselbe Ansicht über die Bedeutung der Totem in seinen Contributions to the Science of Mythology[3]. Ein Totem sei: 1. ein Clanabzeichen, 2. ein Clanname, 3. der Name des Ahnherrn des Clan, 4. der Name des vom Clan verehrten Gegenstandes. Später *J. Pikler* 1899: Die Menschen bedurften eines bleibenden, schriftlich fixierten Namens für Gemeinschaften und Individuen ... So entspringt also der Totemismus nicht aus dem religiösen, sondern aus dem nüchternen Alltagsbedürfnis der Menschheit. Der Kern des Totemismus, die Benennung, ist eine Folge der primitiven Schrifttechnik. Der Charakter der Totem ist auch der von leicht darstellbaren Schriftzeichen. Wenn die Wilden aber erst den Namen eines Tieres trugen, so leiteten sie daraus die Idee einer Verwandtschaft mit diesem Tiere ab[4].

Herbert *Spencer*[5] legte gleichfalls der Namengebung die entscheidende Bedeutung für die Entstehung des Totemismus bei. Einzelne Individuen, führte er aus, hätten durch ihre Eigenschaften herausgefordert, sie nach Tieren zu benennen, und seien so zu Ehrennamen oder Spitznamen gekommen, welche sich auf ihre Nachkommen fortsetzten. Infolge der Unbestimmtheit und Unverständlichkeit der primitiven Sprachen seien diese Namen von den späteren Generationen so aufgefaßt worden, als seien sie ein Zeugnis für ihre Abstammung von diesen Tieren selbst. Der Tote-

1. Nach *A. Lang*, Secret of the Totem. p. 34.

2. Ibid.

3. Nach *A. Lang*.

4. *Pikler* und *Somló*, Der Ursprung des Totemismus. 1901. Die Autoren kennzeichnen ihren Erklärungsversuch mit Recht als »Beitrag zur materialistischen Geschichtstheorie«.

5. The Origin of Animal Worship. Fortnightly Review 1870. Prinzipien der Soziologie, I. Bd., §§ 169 bis 176.

mismus hätte sich so als mißverständliche Ahnenverehrung ergeben.

Ganz ähnlich, obwohl ohne Hervorhebung des Mißverständnisses, hat Lord *Avebury* (bekannter unter seinem früheren Namen Sir John *Lubbock*) die Entstehung des Totemismus beurteilt: Wenn wir die Tierverehrung erklären wollen, dürfen wir nicht daran vergessen, wie häufig die menschlichen Namen von den Tieren entlehnt werden. Die Kinder und das Gefolge eines Mannes, der Bär oder Löwe genannt wurde, machten daraus natürlich einen Stammesnamen. Daraus ergab sich, daß das Tier selbst zu einer gewissen Achtung und endlich Verehrung gelangte.

Einen, wie es scheint, unwiderleglichen Einwand gegen solche Zurückführung der Totemnamen auf die Namen von Individuen hat *Fison* vorgebracht[1]. Er zeigt an den Verhältnissen von Australien, daß der Totem stets das Merkzeichen einer Gruppe von Menschen, nie eines einzelnen ist. Wäre es aber anders und der Totem ursprünglich der Name eines einzelnen Menschen, so könnte er bei dem System der mütterlichen Vererbung nie auf dessen Kinder übergehen.

Die bisher mitgeteilten Theorien sind übrigens in offenkundiger Weise unzureichend. Sie erklären etwa die Tatsache der Tiernamen für die Stämme der Primitiven, aber niemals die Bedeutung, welche diese Namengebung für sie gewonnen hat, das totemistische System. Die beachtenswerteste Theorie dieser Gruppe ist die von *A. Lang* in seinen Büchern Social origins 1903 und The secret of the totem 1905 entwickelte. Sie macht immer noch die Namengebung zum Kern des Problems, aber sie verarbeitet zwei interessante psychologische Momente und beansprucht so, das Rätsel des Totemismus der endgültigen Lösung zugeführt zu haben.

A. Lang meint, es sei zunächst gleichgültig, auf welche Weise die Clans zu ihren Tiernamen gekommen seien. Man wolle nur annehmen, sie erwachten eines Tages zum Bewußtsein, daß sie solche tragen, und wußten sich keine Rechenschaft zu geben, woher. Der *Ursprung dieser Namen sei vergessen.* Dann würden sie versuchen, sich durch Spekulation Auskunft darüber zu schaffen, und bei ihren Überzeugungen von der Bedeutung der Namen müßten sie not-

1. Kamilaroi and Kurmai, p. 165, 1880 (nach *A. Lang*, Secret etc.).

wendigerweise zu all den Ideen kommen, die im totemistischen System enthalten sind. Namen sind für die Primitiven – wie für die heutigen Wilden und selbst für unsere Kinder[1] – nicht etwa etwas Gleichgültiges und Konventionelles, wie sie uns erscheinen, sondern etwas Bedeutungsvolles und Wesentliches. Der Name eines Menschen ist ein Hauptbestandteil seiner Person, vielleicht ein Stück seiner Seele. Die Gleichnamigkeit mit dem Tiere mußte die Primitiven dazu führen, ein geheimnisvolles und bedeutsames Band zwischen ihren Personen und dieser Tiergattung anzunehmen. Welches Band konnte da anders in Betracht kommen als das der Blutsverwandtschaft? War diese aber infolge der Namensgleichheit einmal angenommen, so ergaben sich aus ihr als direkte Folgen des Bluttabu alle Totemvorschriften mit Einschluß der Exogamie.

»No more than these three things – a group animal name of unknown origin; belief in a transcendental connection between all bearers, human and bestial, of the same name; and belief in the blood superstitions – was needed to give rise to all the totemic creeds and practices, including exogamy.« (Secret of the Totem, p. 126.)

Langs Erklärung ist sozusagen zweizeitig. Sie leitet das totemistische System mit psychologischer Notwendigkeit aus der Tatsache der Totemnamen ab unter der Voraussetzung, daß die Herkunft dieser Namengebung vergessen worden sei. Das andere Stück der Theorie sucht nun den Ursprung dieser Namen aufzuklären; wir werden sehen, daß es von ganz anderem Gepräge ist.

Dies andere Stück der *Lang*schen Theorie entfernt sich nicht wesentlich von den übrigen, die ich »nominalistisch« genannt habe. Das praktische Bedürfnis nach Unterscheidung nötigte die einzelnen Stämme Namen anzunehmen, und darum ließen sie sich die Namen gefallen, die jedem Stamm von den anderen gegeben wurden. Dies *»naming from without«* ist die Eigentümlichkeit der *Lang*schen Konstruktion. Daß die Namen, die so zustande kamen, von Tieren entlehnt waren, ist nicht weiter auffällig und braucht von den Primitiven nicht als Schimpf oder Spott empfunden worden zu sein. Übrigens hat *Lang* die keineswegs verein-

1. Vgl. oben die Abhandlung über das Tabu, S. 66.

zelten Fälle aus späteren Epochen der Geschichte herangezogen, in denen von außen gegebene, ursprünglich als Spott gemeinte Namen von den so Bezeichneten akzeptiert und bereitwillig getragen wurden *(Geusen, Whigs* und *Tories).* Die Annahme, daß die Entstehung dieser Namen im Laufe der Zeit vergessen wurde, verknüpft dies zweite Stück der *Lang*schen Theorie mit dem vorhin dargestellten ersten.

β) Die soziologischen Theorien

S. Reinach, der den Überbleibseln des totemistischen Systems in Kult und Sitte späterer Perioden erfolgreich nachgespürt, aber von Anfang an das Moment der Abstammung vom Totemtier gering geschätzt hat, äußert einmal ohne Bedenken, der Totemismus scheine ihm nichts anderes zu sein als *»une hypertrophie de l'instinct social*[1]*«.*
Dieselbe Auffassung scheint das neue Werk von *E. Durkheim:* Les formes élémentaires de la vie religieuse. Le système totémique en Australie, 1912, zu durchziehen. Der Totem ist der sichtbare Repräsentant der sozialen Religion dieser Völker. Er verkörpert die Gemeinschaft, welche der eigentliche Gegenstand der Verehrung ist.
Andere Autoren haben nach näherer Begründung für diese Beteiligung der sozialen Triebe an der Bildung der totemistischen Institutionen gesucht. So hat *A. C. Haddon* angenommen, daß jeder primitive Stamm ursprünglich von einer besonderen Tier- oder Pflanzenart lebte, vielleicht auch mit diesem Nahrungsmittel Handel trieb und ihn anderen Stämmen im Austausch zuführte. So konnte es nicht fehlen, daß der Stamm den anderen unter dem Namen des Tieres, welches für ihn eine so wichtige Rolle spielte, bekannt wurde. Gleichzeitig mußte sich bei diesem Stamm eine besondere Vertrautheit mit dem betreffenden Tier und eine Art von Interesse für dasselbe entwickeln, welches aber auf kein anderes psychisches Motiv als auf das elementarste und dringendste der menschlichen Bedürfnisse, den Hunger, gegründet war[2].

1. l. c., T. I, p. 41.

2. Address to the Anthropological Section, British Association, Belfast 1902. Nach *Frazer*, l. c., T. IV, p. 50 u. ff.

Die Einwendungen gegen diese rationalste aller Totemtheorien besagen, daß ein solcher Zustand der Ernährung bei den Primitiven nirgends gefunden werde und wahrscheinlich niemals bestanden habe. Die Wilden seien omnivor, und zwar um so mehr, je niedriger sie stehen. Ferner sei es nicht zu verstehen, wie aus solcher ausschließlicher Diät sich ein fast religiöses Verhältnis zu dem Totem entwickelt haben konnte, das in der absoluten Enthaltung von der Vorzugsnahrung gipfelte.

Die erste der drei Theorien, welche *Frazer* über die Entstehung des Totemismus ausgesprochen, war eine psychologische; sie wird an anderer Stelle berichtet werden.

Die zweite hier zu besprechende Theorie *Frazers* entstand unter dem Eindruck der bedeutungsvollen Publikation zweier Forscher über die Eingeborenen von Zentralaustralien[1].

Spencer und *Gillen* beschrieben bei einer Gruppe von Stämmen, der sogenannten *Arunta*nation, eine Reihe von eigentümlichen Einrichtungen, Gebräuchen und Ansichten, und *Frazer* schloß sich ihrem Urteile an, daß diese Besonderheiten als Züge eines primären Zustandes zu betrachten seien und über den ersten und eigentlichen Sinn des Totemismus Aufschluß geben können.

Diese Eigentümlichkeiten sind bei dem *Arunta*stamm selbst (einem Teil der *Arunta*nation) folgende:

1. Sie haben die Gliederung in Totemclans, aber der Totem wird nicht erblich übertragen, sondern (auf später mitzuteilende Weise) individuell bestimmt.

2. Die Totemclans sind nicht exogam, die Heiratsbeschränkungen werden durch eine hochentwickelte Gliederung in Heiratsklassen hergestellt, welche mit den Totem nichts zu tun haben.

3. Die Funktion der Totemclans besteht in der Ausführung einer Zeremonie, welche auf exquisit magische Weise die Vermehrung des eßbaren Totemobjekts bezweckt (diese Zeremonie heißt *Intichiuma*).

4. Die *Arunta* haben eine eigenartige Konzeptions- und Wiedergeburtstheorie. Sie nehmen an, daß an bestimmten

1. The Native Tribes of Central Australia von *Baldwin Spencer* u. *H. J. Gillen*, London 1891.

Stellen ihres Landes die Geister der Verstorbenen desselben Totem auf ihre Wiedergeburt warten und in den Leib der Frauen eindringen, die jene Stelle passieren. Wird ein Kind geboren, so gibt die Mutter an, auf welcher Geisterstätte sie ihr Kind empfangen zu haben glaubt. Danach wird der Totem des Kindes bestimmt. Es wird ferner angenommen, daß die Geister (der Verstorbenen, wie der Wiedergeborenen) an eigentümliche Steinamulette gebunden sind (namens *Churinga*), welche an jenen Stätten gefunden werden.

Zwei Momente scheinen *Frazer* zum Glauben bewogen zu haben, daß man in den Einrichtungen der *Arunta* die älteste Form des Totemismus aufgefunden habe. Erstens die Existenz gewisser Mythen, welche behaupteten, daß die Ahnen der *Arunta* sich regelmäßig von ihrem Totem genährt und keine anderen Frauen als die aus ihrem eigenen Totem geheiratet hätten. Zweitens die anscheinende Zurücksetzung des Geschlechtsaktes in ihrer Konzeptionstheorie. Menschen, die noch nicht erkannt hatten, daß die Empfängnis die Folge des Geschlechtsverkehrs sei, dürfte man wohl als die zurückgebliebensten und primitivsten unter den heute lebenden ansehen.

Indem *Frazer* sich für die Beurteilung des Totemismus an die *Intichiuma*zeremonie hielt, erschien ihm das totemistische System auf einmal in gänzlich verändertem Lichte als eine durchwegs praktische Organisation zur Bestreitung der natürlichsten Bedürfnisse des Menschen (vgl. oben *Haddon*)[1]. Das System war einfach ein großartiges Stück von *»cooperative magic«*. Die Primitiven bildeten sozusagen einen magischen Produktions- und Konsumverein. Jeder Totemclan hatte die Aufgabe übernommen, für die Reichlichkeit eines gewissen Nahrungsmittels zu sorgen. Wenn es sich um nicht eßbare Totem handelte, wie um schädliche Tiere, um Regen, Wind u. dgl., so war die Pflicht des Totemclan, dieses Stück Natur zu beherrschen und dessen Schädlichkeit abzuwehren. Die Leistungen eines jeden Clan

1. *»There is nothing vague or mystical about it, nothing of that metaphysical haze which some writers love to conjure up over the humble beginnings of human speculation but which is utterly foreign to the simple, sensuous, and concrete modes of the savage«* (Totemism and Exogamy, I, p. 117).

kamen allen anderen zugute. Da der Clan von seinem Totem nichts oder nur sehr wenig essen durfte, so beschaffte er dieses wertvolle Gut für die anderen und wurde dafür von ihnen mit dem versorgt, was sie selbst als ihre soziale Totempflicht zu besorgen hatten. Im Lichte dieser durch die *Intichiuma*zeremonie vermittelten Auffassung wollte es *Frazer* scheinen, als wäre man durch das Verbot, von seinem Totem zu essen, verblendet worden, die wichtigere Seite des Verhältnisses zu vernachlässigen, nämlich das Gebot, möglichst viel von dem eßbaren Totem für den Bedarf der anderen herbeizuschaffen.

Frazer nahm die Tradition der *Arunta* an, daß jeder Totemclan sich ursprünglich ohne Einschränkung von seinem Totem genährt habe. Dann bereitete es Schwierigkeiten, die folgende Entwicklung zu verstehen, die sich damit begnügte, den Totem für andere zu sichern, während man selbst auf seinen Genuß fast verzichtete. Er nahm dann an, diese Einschränkung sei keineswegs aus einer Art von religiösem Respekt hervorgegangen, sondern vielleicht aus der Beobachtung, daß kein Tier seinesgleichen zu verzehren pflege, so daß dieser Abbruch der Identifizierung mit dem Totem der Macht, die man über denselben zu erlangen wünschte, Schaden brächte. Oder aus einem Bestreben, sich das Wesen geneigt zu machen, indem man es selbst verschonte. *Frazer* verhehlte sich aber die Schwierigkeiten dieser Erklärung nicht[1] und ebensowenig getraute er sich anzugeben, auf welchem Wege die von den Mythen der *Arunta* behauptete Gewohnheit, innerhalb des Totem zu heiraten, sich zur Exogamie gewandelt habe.

Die auf das *Intichiuma* gegründete Theorie *Frazers* steht und fällt mit der Anerkennung der primitiven Natur der *Arunta*institutionen. Es scheint aber unmöglich, diese letztere gegen die von *Durkheim*[2] und *Lang*[3] vorgebrachten Einwendungen zu halten. Die *Arunta* scheinen vielmehr die entwickeltsten der australischen Stämme zu sein, eher ein Auflösungsstadium als den Beginn des Totemismus zu re-

1. l. c., p. 120.

2. L'année sociologique, T. I, V, VIII und an anderen Stellen. Siehe besonders die Abhandlung Sur le totémisme. T. V, 1901.

3. Social Origins and Secret of the Totem.

präsentieren. Die Mythen, welche auf *Frazer* so großen Eindruck gemacht haben, weil sie im Gegensatz zu den heute herrschenden Institutionen die Freiheit betonen, vom Totem zu essen und innerhalb des Totem zu heiraten, würden sich uns leicht als Wunschphantasien erklären, welche in die Vergangenheit projiziert sind, ähnlich wie der Mythus vom goldenen Zeitalter.

γ) Die psychologischen Theorien

Die erste psychologische Theorie *Frazers*, noch vor seiner Bekanntschaft mit den Beobachtungen von *Spencer* und *Gillen* geschaffen, ruhte auf dem Glauben an die »äußerliche Seele[1]«. Der Totem sollte einen sicheren Zufluchtsort für die Seele darstellen, an dem sie deponiert wird, um den Gefahren, die sie bedrohen, entzogen zu bleiben. Wenn der Primitive seine Seele in seinem Totem untergebracht hatte, so war er selbst unverletzlich und natürlich hütete er sich, den Träger seiner Seele selbst zu beschädigen. Da er aber nicht wußte, welches Individuum der Tierart sein Seelenträger war, lag es ihm nahe, die ganze Art zu verschonen. *Frazer* hat diese Ableitung des Totemismus aus dem Seelenglauben später selbst aufgegeben.

Als er mit den Beobachtungen von *Spencer* und *Gillen* bekannt wurde, stellte er die andere soziologische Theorie des Totemismus auf, welche eben vorhin mitgeteilt wurde, aber er fand dann selbst, daß das Motiv, aus dem er den Totemismus abgeleitet, allzu »rationell« sei, und daß er dabei eine soziale Organisation vorausgesetzt habe, die allzu kompliziert sei, als daß man sie primitiv heißen dürfe[2]. Die magischen Kooperativgesellschaften erschienen ihm jetzt eher als späte Früchte denn als Keime des Totemismus. Er suchte ein einfacheres Moment, einen primitiven Aberglauben, hinter diesen Bildungen, um aus ihm die Entstehung des Totemismus abzuleiten. Dieses ursprüngliche Moment

1. The Golden Bough II, p. 332.

2. *It is unlikely that a community of savages should deliberately parcel out the realm of nature into provinces, assign each province to a particular band of magicians, and bid all the bands to work their magic and weave their spells for the common good.* T. and Ex. IV, p. 57.

fand er dann in der merkwürdigen Konzeptionstheorie der *Arunta.*

Die *Arunta* heben, wie bereits erwähnt, den Zusammenhang der Konzeption mit dem Geschlechtsakt auf. Wenn ein Weib sich Mutter fühlt, so ist in diesem Augenblick einer der auf Wiedergeburt lauernden Geister von der nächstliegenden Geisterstätte in ihren Leib eingedrungen und wird von ihr als Kind geboren. Dies Kind hat denselben Totem wie alle an der gewissen Stelle lauernden Geister. Diese Konzeptionstheorie kann den Totemismus nicht erklären, denn sie setzt den Totem voraus. Aber wenn man einen Schritt weiter zurückgehen und annehmen will, daß das Weib ursprünglich geglaubt, das Tier, die Pflanze, der Stein, das Objekt, welches ihre Phantasie in dem Moment beschäftigte, da sie sich zuerst Mutter fühlte, sei wirklich in sie eingedrungen und werde dann von ihr in menschlicher Form geboren, dann wäre die Identität eines Menschen mit seinem Totem durch den Glauben der Mutter wirklich begründet, und alle weiteren Totemgebote (mit Ausschluß der Exogamie) ließen sich leicht daraus ableiten. Der Mensch würde sich weigern, von diesem Tier, dieser Pflanze zu essen, weil er damit gleichsam sich selbst essen würde. Er würde sich aber veranlaßt finden, gelegentlich in zeremoniöser Weise etwas von seinem Totem zu genießen, weil er dadurch seine Identifizierung mit dem Totem, welche das Wesentliche am Totemismus ist, verstärken könnte. Beobachtungen von *W. H. R. Rivers* an den Eingeborenen der *Banks*inseln schienen die direkte Identifizierung der Menschen mit ihrem Totem auf Grund einer solchen Konzeptionstheorie zu erweisen[1].

Die letzte Quelle des Totemismus wäre also die Unwissenheit der Wilden über den Prozeß, wie Menschen und Tiere ihr Geschlecht fortpflanzen. Des besonderen die Unkenntnis der Rolle, welche das Männchen bei der Befruchtung spielt. Diese Unkenntnis muß erleichtert werden durch das lange Intervall, welches sich zwischen den befruchtenden Akt und die Geburt des Kindes (oder das Verspüren der ersten Kindsbewegungen) einschiebt. Der Totemismus ist daher eine Schöpfung nicht des männlichen, sondern des

1. T. and Ex. II, p. 89 und IV, p. 59.

weiblichen Geistes. Die Gelüste *(sick fancies)* des schwangeren Weibes sind die Wurzel desselben. *»Anything indeed that struck a woman at that mysterious moment of her life when she first knows herself to be a mother might easily be identified by her with the child in her womb. Such maternal fancies, so natural and seemingly so universal, appear to be the root of totemism.«*[1]

Der Haupteinwand gegen diese dritte *Frazer*sche Theorie ist derselbe, der bereits gegen die zweite, soziologische vorgebracht wurde. Die *Arunta* scheinen sich von den Anfängen des Totemismus weit weg entfernt zu haben. Ihre Verleugnung der Vaterschaft scheint nicht auf primitiver Unwissenheit zu beruhen; sie haben selbst in manchen Stücken väterliche Vererbung. Sie scheinen die Vaterschaft einer Art von Spekulation geopfert zu haben, welche die Ahnengeister zu Ehren bringen will[2]. Wenn sie den Mythus der unbefleckten Empfängnis durch den Geist zur allgemeinen Konzeptionstheorie erheben, darf man ihnen darum Unwissenheit über die Bedingungen der Fortpflanzung ebensowenig zumuten, wie den alten Völkern um die Zeit der Entstehung der christlichen Mythen.

Eine andere psychologische Theorie der Herkunft des Totemismus hat der Holländer *G. A. Wilcken* aufgestellt. Sie stellt eine Verknüpfung des Totemismus mit der Seelenwanderung her. »Dasjenige Tier, in welches die Seelen der Toten nach allgemeinem Glauben übergingen, wurde zum Blutsverwandten, Ahnherrn und als solcher verehrt.« Aber der Glauben an die Tierwanderung der Seelen mag eher aus dem Totemismus abgeleitet sein als umgekehrt[3].

Eine andere Theorie des Totemismus wird von ausgezeichneten amerikanischen Ethnologen, *Fr. Boas, Hill-Tout* u. a., vertreten. Sie geht von den Beobachtungen an totemistischen Indianerstämmen aus und behauptet, der Totem sei ursprünglich der Schutzgeist eines Ahnen, den dieser durch einen Traum erworben und auf seine Nachkommenschaft vererbt habe. Wir haben schon früher gehört, welche Schwie-

1. l. c. IV, p. 63.
2. *»That belief is a philosophy far from primitive.« A. Lang*, Secret of the Totem, p. 192.
3. *Frazer*, T. and Ex. IV, p. 45 u. ff.

rigkeiten die Ableitung des Totemismus aus der Vererbung von einem einzelnen her bietet; überdies sollen die australischen Beobachtungen die Zurückführung des Totem auf den Schutzgeist keineswegs unterstützen[1].

Für die letzte der psychologischen Theorien, die von *Wundt* ausgesprochene, sind die beiden Tatsachen entscheidend geworden, daß erstens das ursprüngliche Totemobjekt und das dauernd verbreitetste das Tier ist, und daß zweitens unter den Totemtieren wieder die ursprünglichsten mit Seelentieren zusammenfallen[2]. Seelentiere, wie Vögel, Schlange, Eidechse, Maus eignen sich durch ihre schnelle Beweglichkeit, ihren Flug in der Luft, durch andere Überraschung und Grauen erregende Eigenschaften dazu, als die Träger der den Körper verlassenden Seele erkannt zu werden. Das Totemtier ist ein Abkömmling der Tierverwandlungen der Hauchseele. So mündet hier für *Wundt* der Totemismus unmittelbar in den Seelenglauben oder Animismus ein.

b) und c) Die Herkunft der Exogamie und ihre Beziehung zum Totemismus

Ich habe die Theorien des Totemismus mit einiger Ausführlichkeit vorgebracht und muß dennoch befürchten, daß ich deren Eindruck durch die immerhin notwendige Verkürzung geschadet habe. In betreff der weiteren Fragen nehme ich mir im Interesse der Leser die Freiheit einer noch weitergehenden Zusammendrängung. Die Diskussionen über Exogamie der Totemvölker werden durch die Natur des dabei verwerteten Materials besonders kompliziert und unübersehbar; man könnte sagen: verworren. Die Ziele dieser Abhandlung gestatten es auch, daß ich mich hier auf Hervorhebung einiger Richtlinien beschränke und für eine gründlichere Verfolgung des Gegenstandes auf die mehrmals zitierten eingehenden Fachschriften verweise.

Die Stellung eines Autors zu den Problemen der Exogamie ist natürlich nicht unabhängig von seiner Parteinahme für

1. *Frazer*, l. c., p. 48.

2. *Wundt*, Elemente der Völkerpsychologie, p. 190.

diese oder jene Totemtheorie. Einige von diesen Erklärungen des Totemismus lassen jede Anknüpfung an die Exogamie vermissen, so daß die beiden Institutionen glatt auseinanderfallen. So stehen hier zwei Anschauungen einander gegenüber, die eine, welche den ursprünglichen Anschein festhalten will, die Exogamie sei ein wesentliches Stück des totemistischen Systems, und eine andere, welche einen solchen Zusammenhang bestreitet und an ein zufälliges Zusammentreffen der beiden Züge ältester Kulturen glaubt. *Frazer* hat in seinen späteren Arbeiten diesen letzteren Standpunkt mit Entschiedenheit vertreten.

»I must request the reader to bear constantly in mind that the two institutions of totemism and exogamy are fundamentally distinct in origin and nature though they have accidentally crossed and blended in many tribes.« (T. and Ex., I, Vorrede XII.)

Er warnt direkt vor der gegenteiligen Ansicht als einer Quelle unendlicher Schwierigkeiten und Mißverständnisse. Im Gegensatz hiezu haben andere Autoren den Weg gefunden, die Exogamie als notwendige Folge der totemistischen Grundanschauungen zu begreifen. *Durkheim* hat in seinen Arbeiten[1] ausgeführt, wie das an den Totem geknüpfte Tabu das Verbot mit sich bringen mußte, ein Weib des nämlichen Totem zum geschlechtlichen Verkehr zu gebrauchen. Der Totem ist von demselben Blut wie der Mensch, und darum verbietet der Blutbann (mit Rücksicht auf Defloration und Menstruation) den sexuellen Verkehr mit dem Weibe, das demselben Totem angehört[2]. *A. Lang*, der sich hierin *Durkheim* anschließt, meint sogar, es bedürfe nicht des Bluttabu, um das Verbot der Frauen des gleichen Stammes zu bewirken[3]. Das allgemeine Totemtabu, welches z. B. verbietet, im Schatten des Totembaumes zu sitzen, würde hiefür hingereicht haben. *A. Lang* verficht übrigens auch eine andere Ableitung der Exogamie (s. u.) und läßt es zweifelhaft, wie sich diese beiden Erklärungen zueinander verhalten.

1. L'année sociologique 1898—1904.
2. Siehe die Kritik der Erörterungen *Durkheims* bei *Frazer*. T. and Ex. IV, p. 101.
3. Secret etc., p. 125.

In betreff der zeitlichen Verhältnisse huldigt die Mehrzahl der Autoren der Ansicht, der Totemismus sei die ältere Institution, die Exogamie später hinzugekommen[1].

Unter den Theorien, welche die Exogamie unabhängig vom Totemismus erklären wollen, seien nur einige hervorgehoben, welche die verschiedenen Einstellungen der Autoren zum Inzestproblem erläutern.

Mac Lennan[2] hatte die Exogamie in geistreicher Weise aus den Überresten von Sitten erraten, welche auf den ehemaligen Frauenraub hindeuteten. Er nahm nun an, daß es in Urzeiten allgemein gebräuchlich gewesen sei, sich das Weib aus einem fremden Stamm zu holen, und die Heirat mit einem Weib aus dem eigenen Stamm sei allmählich unerlaubt geworden, weil sie ungewöhnlich war[3]. Das Motiv für diese Gewohnheit der Exogamie suchte er in einem Frauenmangel jener primitiven Stämme, der sich aus dem Gebrauch, die meisten weiblichen Kinder bei der Geburt zu töten, ergeben hatte. Wir haben es hier nicht mit der Nachprüfung zu tun, ob die tatsächlichen Verhältnisse die Annahmen *Mac Lennans* bestätigen. Weit mehr interessiert uns das Argument, daß es unter den Voraussetzungen des Autors doch unerklärlich bliebe, warum sich die männlichen Mitglieder des Stammes auch die wenigen Frauen aus ihrem Blut unzugänglich machen sollten, und die Art, wie hier das Inzestproblem gänzlich beiseite gelassen wird[4].

Im Gegensatz hiezu und offenbar mit mehr Recht haben andere Forscher die Exogamie als eine Institution zur Verhütung des Inzests erfaßt[5].

Überblickt man die allmählich wachsende Komplikation der australischen Heiratsbeschränkungen, so kann man nicht anders als der Ansicht von *Morgan, Frazer, Howitt, Baldwin Spencer*[6] beistimmen, daß diese Einrichtungen das Ge-

1. Zum Beispiel *Frazer*, l. c., IV, p. 75: *»The totemic clan is a totally different social organism from the exogamous class, and we have good grounds for thinking that it is far older.«*

2. Primitive marriage 1865.

3. *»Improper because it was unusual.«*

4. *Frazer*, l. c., IV, p. 73 bis 92.

5. Vgl. die erste Abhandlung.

6. *Morgan*, Ancient Society 1877. — *Frazer*, T. and Ex. IV, p. 105 ff.

präge zielbewußter Absicht *(»deliberate design«* nach *Frazer)* an sich tragen, und daß sie das erreichen sollten, was sie tatsächlich geleistet haben. *»In no other way does it seem possible to explain in all its details a system at once so complex and so regular*[1].*«*

Es ist interessant, hervorzuheben, daß die ersten der durch die Einführung von Heiratsklassen erzeugten Beschränkungen die Sexualfreiheit der jüngeren Generation, also den Inzest von Geschwistern und von Söhnen mit ihrer Mutter trafen, während der Inzest zwischen Vater und Tochter erst durch weitergehende Maßregeln aufgehoben wurde.

Die Zurückführung der exogamischen Sexualbeschränkungen auf gesetzgeberische Absicht leistet aber nichts für das Verständnis des Motivs, welches diese Institutionen geschaffen hat. Woher stammt in letzter Auflösung die Inzestscheu, welche als die Wurzel der Exogamie erkannt werden muß? Es ist offenbar nicht genügend, sich zur Erklärung der Inzestscheu auf eine instinktive Abneigung gegen sexuellen Verkehr unter Blutsverwandten, d. h. also auf die Tatsache der Inzestscheu zu berufen, wenn die soziale Erfahrung nachweist, daß der Inzest diesem Instinkt zum Trotz kein seltenes Vorkommnis selbst in unserer heutigen Gesellschaft ist, und wenn die historische Erfahrung Fälle kennen lehrt, in denen die inzestuöse Ehe bevorzugten Personen zur Vorschrift gemacht wurde.

Westermarck[2] machte zur Erklärung der Inzestscheu geltend, »daß zwischen Personen, die von Kindheit an beisammen leben, eine angeborene Abneigung gegen den Geschlechtsverkehr herrscht, und daß dieses Gefühl, da diese Personen in der Regel blutsverwandt sind, in Sitte und Gesetz einen natürlichen Ausdruck findet durch den Abscheu vor dem Geschlechtsumgang unter nahen Verwandten«. *Havelock Ellis* bestritt zwar den triebhaften Charakter dieser Abneigung in seinen »Studies in the psychology of sex«, trat aber sonst im wesentlichen derselben Erklärung bei, indem er äußerte: »Das normale Unterbleiben des Zutage-

1. *Frazer,* l. c., p. 106.

2. Ursprung und Entwicklung der Moralbegriffe, II. Die Ehe. 1909. Dort auch die Verteidigung des Autors gegen ihm bekannt gewordene Einwendungen.

tretens des Paarungstriebes dort, wo es sich um Brüder und Schwestern oder um von Kindheit auf beisammenlebende Mädchen und Knaben handelt, ist eine rein negative Erscheinung, welche daher kommt, daß unter jenen Umständen die den Paarungstrieb erweckenden Vorbedingungen durchaus fehlen müssen ... Zwischen Personen, die von Kindheit zusammen aufgewachsen sind, hat die Gewöhnung alle sinnlichen Reize des Sehens, des Hörens und der Berührung abgestumpft, in die Bahn einer ruhigen Zuneigung gelenkt und ihrer Macht beraubt, die zur Erzeugung geschlechtlicher Tumeszenz erforderliche nötige erethistische Erregung hervorzurufen.«

Es erscheint mir sehr merkwürdig, daß *Westermarck* diese angeborene Abneigung gegen den Geschlechtsverkehr mit Personen, mit denen man die Kindheit geteilt hat, gleichzeitig als psychische Repräsentanz der biologischen Tatsache ansieht, daß Inzucht eine Schädigung der Gattung bedeutet. Ein derartiger biologischer Instinkt würde in seiner psychologischen Äußerung so weit irregehen, daß er anstatt der für die Fortpflanzung schädlichen Blutsverwandten die in dieser Hinsicht ganz harmlosen Haus- und Herdgenossen träfe. Ich kann es mir aber auch nicht versagen, die ganz ausgezeichnete Kritik mitzuteilen, welche *Frazer* der Behauptung von *Westermarck* entgegenstellt. *Frazer* findet es unbegreiflich, daß das sexuelle Empfinden sich heute so gar nicht gegen den Verkehr mit Herdgenossen sträubt, während die Inzestscheu, die nur ein Abkömmling von diesem Sträuben sein soll, gegenwärtig so übermächtig angewachsen ist. Tiefer dringen aber andere Bemerkungen *Frazers,* die ich unverkürzt hieher setze, weil sie im Wesen mit den in meinem Aufsatz über das Tabu entwickelten Argumenten zusammentreffen.

»Es ist nicht leicht einzusehen, warum ein tief wurzelnder menschlicher Instinkt die Verstärkung durch ein Gesetz benötigen sollte. Es gibt kein Gesetz, welches den Menschen befiehlt zu essen und zu trinken, oder ihnen verbietet, ihre Hände ins Feuer zu stecken. Die Menschen essen und trinken und halten ihre Hände vom Feuer weg, instinktgemäß, aus Angst vor natürlichen und nicht vor gesetzlichen Strafen, die sie sich durch Beleidigung dieser Triebe zuziehen würden. Das Gesetz verbietet den Menschen nur, was sie unter dem Drängen ihrer Triebe ausführen könnten. Was die Natur selbst verbietet und bestraft, das braucht nicht erst das Gesetz zu verbieten und zu strafen. Wir dürfen daher auch ruhig annehmen, daß Verbrechen, die durch ein Gesetz verboten werden, Verbrechen sind, die viele Menschen aus natürlichen Neigungen gern begehen würden. Wenn es keine solche Neigung gäbe, kämen keine solchen Verbrechen vor, und wenn solche Verbrechen nicht begangen würden, wozu brauchte man sie zu verbieten? Anstatt also aus dem gesetzlichen Verbot des Inzests zu schließen, daß eine natürliche Abneigung gegen den Inzest besteht, sollten wir eher den Schluß ziehen, daß ein natürlicher Instinkt zum Inzest treibt, und daß, wenn das Gesetz diesen Trieb wie andere natürliche Triebe unterdrückt, dies seinen Grund in der Einsicht zivilisierter Menschen hat, daß die Befriedigung dieser natürlichen Triebe der Gesellschaft Schaden bringt[1].«

Ich kann dieser kostbaren Argumentation *Frazers* noch hinzufügen, daß die Erfahrungen der Psychoanalyse die Annahme einer angeborenen Abneigung gegen den Inzestverkehr vollends unmöglich machen. Sie haben im Gegenteile gelehrt, daß die ersten sexuellen Regungen des jugendlichen Menschen regelmäßig inzestuöser Natur sind, und daß solche verdrängte Regungen als Triebkräfte der späteren Neurosen eine kaum zu überschätzende Rolle spielen.

Die Auffassung der Inzestscheu als eines angeborenen Instinkts muß also fallen gelassen werden. Nicht besser steht es um eine andere Ableitung des Inzestverbots, welche sich zahlreicher Anhänger erfreut, um die Annahme, daß die primitiven Völker frühzeitig bemerkt haben, mit welchen Gefahren die Inzucht ihr Geschlecht bedrohe, und daß sie darum in bewußter Absicht das Inzestverbot erlassen hätten. Die Einwendungen gegen diesen Erklärungsversuch drängen einander[2]. Nicht nur, daß das Inzestverbot älter sein muß als alle Haustierwirtschaft, an welcher der Mensch Erfahrungen über die Wirkung der Inzucht auf die Eigenschaften der Rasse machen konnte, sondern die schädlichen

1. l. c., p. 97.
2. Vgl. *Durkheim*, La prohibition de l'Inceste. L'année sociologique, I, 1896/97.

Folgen der Inzucht sind auch heute noch nicht über jeden Zweifel sichergestellt und beim Menschen nur schwer nachweisbar. Ferner macht alles, was wir über die heutigen Wilden wissen, es sehr unwahrscheinlich, daß die Gedanken ihrer entferntesten Ahnen bereits mit der Verhütung von Schäden für ihre spätere Nachkommenschaft beschäftigt waren. Es klingt fast lächerlich, wenn man diesen ohne jeden Vorbedacht lebenden Menschenkindern hygienische und eugenische Motive zumuten will, wie sie noch kaum in unserer heutigen Kultur Berücksichtigung gefunden haben[1].

Endlich wird man auch geltend machen müssen, daß das aus praktisch hygienischen Motiven gegebene Verbot der Inzucht als eines die Rasse schwächenden Moments ganz unangemessen erscheint, um den tiefen Abscheu zu erklären, welcher sich in unserer Gesellschaft gegen den Inzest erhebt. Wie ich an anderer Stelle dargetan habe[2], erscheint diese Inzestscheu bei den heute lebenden primitiven Völkern eher noch reger und stärker als bei den zivilisierten.

Während man erwarten konnte, auch für die Ableitung der Inzestscheu die Wahl zu haben zwischen soziologischen, biologischen und psychologischen Erklärungsmöglichkeiten, wobei noch die psychologischen Motive vielleicht als Repräsentanz von biologischen Mächten zu würdigen wären, sieht man sich am Ende der Untersuchung genötigt, dem resignierten Ausspruch *Frazers* beizutreten: Wir kennen die Herkunft der Inzestscheu nicht und wissen selbst nicht, worauf wir raten sollen. Keine der bisher vorgebrachten Lösungen des Rätsels erscheint uns befriedigend[3].

Ich muß noch eines Versuches erwähnen, die Entstehung der Inzestscheu zu erklären, welcher von ganz anderer Art ist als die bisher betrachteten. Man könnte ihn als eine historische Ableitung bezeichnen.

1. *Ch. Darwin* meint von den Wilden: »*They are not likely to reflect on distant evils to their progeny.*«

2. Vgl. die erste Abhandlung.

3. »*Thus the ultimate origin of exogamy and with it the law of incest — since exogamy was devised to prevent incest — remains a problem nearly as dark as ever.*« T. and Ex. I, p. 165.

Dieser Versuch knüpft an eine Hypothese von *Ch. Darwin* über den sozialen Urzustand des Menschen an. *Darwin* schloß aus den Lebensgewohnheiten der höheren Affen, daß auch der Mensch ursprünglich in kleineren Horden gelebt habe, innerhalb welcher die Eifersucht des ältesten und stärksten Männchens die sexuelle Promiskuität verhinderte. »Wir können in der Tat, nach dem, was wir von der Eifersucht aller Säugetiere wissen, von denen viele mit speziellen Waffen zum Kämpfen mit ihren Nebenbuhlern bewaffnet sind, schließen, daß allgemeine Vermischung der Geschlechter im Naturzustand äußerst unwahrscheinlich ist ... Wenn wir daher im Strome der Zeit weit genug zurückblicken und nach den sozialen Gewohnheiten des Menschen, wie er jetzt existiert, schließen, ist die wahrscheinlichste Ansicht die, daß der Mensch ursprünglich in kleinen Gesellschaften lebte, jeder Mann mit einer Frau oder, hatte er die Macht, mit mehreren, welche er eifersüchtig gegen alle anderen Männer verteidigte. Oder er mag kein soziales Tier gewesen sein und doch mit mehreren Frauen für sich allein gelebt haben wie der Gorilla; denn alle Eingeborenen stimmen darin überein, daß nur ein erwachsenes Männchen in einer Gruppe zu sehen ist. Wächst das junge Männchen heran, so findet ein Kampf um die Herrschaft statt. und der Stärkste setzt sich dann, indem er die anderen getötet oder vertrieben hat, als Oberhaupt der Gesellschaft fest (Dr. *Savage* in Boston Journal of Natur. Hist. V, 1845 bis 1847). Die jüngeren Männchen, welche hiedurch ausgestoßen sind und nun herumwandern, werden auch, wenn sie zuletzt beim Finden einer Gattin erfolgreich sind, die zu enge Inzucht innerhalb der Glieder einer und derselben Familie verhüten[1].«

Atkinson[2] scheint zuerst erkannt zu haben, daß diese Verhältnisse der *Darwin*schen Urhorde die Exogamie der jungen Männer praktisch durchsetzen mußten. Jeder dieser Vertriebenen konnte eine ähnliche Horde gründen, in welcher dasselbe Verbot des Geschlechtsverkehrs dank der Eifersucht des Oberhauptes galt, und im Laufe der Zeit würde sich aus diesen Zuständen die jetzt als Gesetz bewußte

1. Abstammung des Menschen, übersetzt von *V. Carus*, II. Bd., Kap. 20, p. 341.
2. Primal Law, London 1903 (mit *A. Lang*, Social Origins).

Regel ergeben haben: Kein Sexualverkehr mit den Herdgenossen. Nach Einsetzung des Totemismus hätte sich die Regel in die andere Form gewandelt: Kein Sexualverkehr innerhalb des Totem.

A. Lang[1] hat sich dieser Erklärung der Exogamie angeschlossen. Er vertritt aber in demselben Buche die andere (*Durkheim*sche) Theorie, welche die Exogamie als Konsequenz aus den Totemgesetzen hervorgehen läßt. Es ist nicht ganz einfach, die beiden Auffassungen miteinander zu vereinigen; im ersten Falle hätte die Exogamie vor dem Totemismus bestanden, im zweiten wäre sie eine Folge desselben[2].

3

Einen einzigen Lichtstrahl wirft die psychoanalytische Erfahrung in dieses Dunkel.

Das Verhältnis des Kindes zum Tiere hat viel Ähnlichkeit mit dem des Primitiven zum Tiere. Das Kind zeigt noch keine Spur von jenem Hochmut, welcher dann den erwachsenen Kulturmenschen bewegt, seine eigene Natur durch eine scharfe Grenzlinie von allem anderen Animalischen abzusetzen. Es gesteht dem Tiere ohne Bedenken die volle Ebenbürtigkeit zu; im ungehemmten Bekennen zu seinen Bedürfnissen fühlt es sich wohl dem Tiere verwandter als dem ihm wahrscheinlich rätselhaften Erwachsenen.

In diesem ausgezeichneten Einverständnis zwischen Kind und Tier tritt nicht selten eine merkwürdige Störung auf.

1. Secret of the Totem, p. 114, 143.

2. »*If it be granted that exogamy existed in practice, on the lines of Mr. Darwin's theory, before the totem beliefs lent to the practice a sacred sanction, our task is relatively easy. The first practical rule would be that of the jealous Sire ›No males to touch the females in my camp‹, with expulsion of adolescent sons. In efflux of time that rule, become habitual, would be, ›No marriage within the local group‹. Next let the local groups receive names, such as Emus, Crows, Opossums, Snipes, and the rule becomes, ›No Marriage within the local group of animal name; no Snipe to marry a Snipe‹. But, if the primal groups were not exogamous, they would become so, as soon as totemic myths and tabus were developed out of the animal, vegetable, and other names of small local groups.*« Secret of the Totem p. 143. (Die Hervorhebung in der Mitte dieser Stelle ist mein Werk.) — In seiner letzten Äußerung über den Gegenstand (Folklore, Dezember 1911) teilt *A. Lang* übrigens mit, daß er die Ableitung der Exogamie aus dem »*general totemic*« Tabu aufgegeben habe.

Das Kind beginnt plötzlich eine bestimmte Tierart zu fürchten und sich vor der Berührung oder dem Anblick aller einzelnen dieser Art zu schützen. Es stellt sich das klinische Bild einer *Tierphobie* her, eine der häufigsten unter den psychoneurotischen Erkrankungen dieses Alters und vielleicht die früheste Form solcher Erkrankung. Die Phobie betrifft in der Regel Tiere, für welche das Kind bis dahin ein besonders lebhaftes Interesse gezeigt hatte, sie hat mit dem Einzeltier nichts zu tun. Die Auswahl unter den Tieren, welche Objekte der Phobie werden können, ist unter städtischen Bedingungen nicht groß. Es sind Pferde, Hunde, Katzen, seltener Vögel, auffällig häufig kleinste Tiere wie Käfer und Schmetterlinge. Manchmal werden Tiere, die dem Kind nur aus Bilderbuch und Märchenerzählung bekannt worden sind, Objekte der unsinnigen und unmäßigen Angst, welche sich bei diesen Phobien zeigt; selten gelingt es einmal die Wege zu erfahren, auf denen sich eine ungewöhnliche Wahl des Angsttieres vollzogen hat. So verdanke ich *K. Abraham* die Mitteilung eines Falles, in welchem ein Kind seine Angst vor Wespen selbst durch die Angabe aufklärte, die Farbe und Streifung des Wespenleibes hätte es an den Tiger denken lassen, vor dem es sich nach allem Gehörten fürchten durfte.

Die Tierphobien der Kinder sind noch nicht Gegenstand aufmerksamer analytischer Untersuchung geworden, obwohl sie es im hohen Grade verdienen. Die Schwierigkeiten der Analyse mit Kindern in so zartem Alter sind wohl das Motiv der Unterlassung gewesen. Man kann daher nicht behaupten, daß man den allgemeinen Sinn dieser Erkrankungen kennt, und ich meine selbst, daß er sich nicht als einheitlich herausstellen dürfte. Aber einige Fälle von solchen auf größere Tiere gerichteten Phobien haben sich der Analyse zugänglich erwiesen und so dem Untersucher ihr Geheimnis verraten. Es war in jedem Falle das nämliche: die Angst galt im Grunde dem Vater, wenn die untersuchten Kinder Knaben waren, und war nur auf das Tier verschoben worden.

Jeder in der Psychoanalyse Erfahrene hat gewiß solche Fälle gesehen und von ihnen den nämlichen Eindruck empfangen. Doch kann ich mich nur auf wenige ausführliche

Publikationen darüber berufen. Es ist dies ein Zufall der Literatur, aus welchem nicht geschlossen werden sollte, daß wir unsere Behauptung überhaupt nur auf vereinzelte Beobachtungen stützen können. Ich erwähne z. B. einen Autor, welcher sich verständnisvoll mit den Neurosen des Kindesalters beschäftigt hat, *M. Wulff* (Odessa). Er erzählt im Zusammenhange der Krankengeschichte eines neunjährigen Knaben, daß dieser mit vier Jahren an einer Hundephobie gelitten hat. »Als er auf der Straße einen Hund vorbeilaufen sah, weinte er und schrie: ›Lieber Hund, fasse mich nicht, ich will artig sein.‹ Unter ›artig sein‹ meinte er: ›nicht mehr Geige spielen‹ (onanieren)[1].«

Derselbe Autor resumiert später: »Seine Hundephobie ist eigentlich die auf die Hunde verschobene Angst vor dem Vater, denn seine sonderbare Äußerung: ›Hund, ich will artig sein‹ – d. h. nicht masturbieren – bezieht sich doch eigentlich auf den Vater, der die Masturbation verboten hat.« In einer Anmerkung setzt er dann hinzu, was sich ebenso völlig mit meiner Erfahrung deckt und gleichzeitig die Reichlichkeit solcher Erfahrungen bezeugt: »Solche Phobien (Pferdephobien, Hundephobien, Katzen, Hühner und andere Haustiere) sind, glaube ich, im Kindesalter mindestens ebenso verbreitet wie der *pavor nocturnus* und lassen sich in der Analyse fast immer als eine Verschiebung der Angst vor einem der Eltern auf die Tiere entpuppen. Ob die so verbreitete Mäuse- und Rattenphobie denselben Mechanismus hat, möchte ich nicht behaupten.«

Im ersten Band des Jahrbuches für psychoanalytische und psychopathologische Forschungen teilte ich die *»Analyse der Phobie eines fünfjährigen Knaben«* mit, welche mir der Vater des kleinen Patienten zur Verfügung gestellt hatte. Es war eine Angst vor Pferden, in deren Konsequenz der Knabe sich weigerte, auf die Straße zu gehen. Er äußerte die Befürchtung, das Pferd werde ins Zimmer kommen, werde ihn beißen. Es erwies sich, daß dies die Strafe für seinen Wunsch sein sollte, daß das Pferd umfallen (sterben) möge. Nachdem man dem Knaben durch Zusicherungen die

1. *M. Wulff*, Beiträge zur infantilen Sexualität. Zentralblatt für Psychoanalyse, 1912, II, Nr. 1, p. 15 ff.

Angst vor dem Vater benommen hatte, ergab es sich, daß er gegen Wünsche ankämpfte, die das Wegsein (Abreisen, Sterben) des Vaters zum Inhalt hatten. Er empfand den Vater, wie er überdeutlich zu erkennen gab, als Konkurrenten in der Gunst der Mutter, auf welche seine keimenden Sexualwünsche in dunkeln Ahnungen gerichtet waren. Er befand sich also in jener typischen Einstellung des männlichen Kindes zu den Eltern, welche wir als den »Ödipus-Komplex« bezeichnen, und in der wir den Kernkomplex der Neurosen überhaupt erkennen. Was wir neu aus der Analyse des »kleinen Hans« erfahren, ist die für den Totemismus wertvolle Tatsache, daß das Kind unter solchen Bedingungen einen Anteil seiner Gefühle von dem Vater weg auf ein Tier verschiebt.

Die Analyse weist die inhaltlich bedeutsamen wie die zufälligen Assoziationswege nach, auf welchen eine solche Verschiebung vor sich geht. Sie läßt auch die Motive derselben erraten. Der aus der Nebenbuhlerschaft bei der Mutter hervorgehende Haß kann sich im Seelenleben des Knaben nicht ungehemmt ausbreiten, er hat mit der seit jeher bestehenden Zärtlichkeit und Bewunderung für dieselbe Person zu kämpfen, das Kind befindet sich in doppelsinniger – *ambivalenter* – Gefühlseinstellung gegen den Vater und schafft sich Erleichterung in diesem Ambivalenzkonflikt, wenn es seine feindseligen und ängstlichen Gefühle auf ein Vatersurrogat verschiebt. Die Verschiebung kann den Konflikt allerdings nicht in der Weise erledigen, daß sie eine glatte Scheidung der zärtlichen von den feindseligen Gefühlen herstellt. Der Konflikt setzt sich vielmehr auf das Verschiebungsobjekt fort, die Ambivalenz greift auf dieses letztere über. Es ist unverkennbar, daß der kleine Hans den Pferden nicht nur Angst, sondern auch Respekt und Interesse entgegenbringt. Sowie sich seine Angst ermäßigt hat, identifiziert er sich selbst mit dem gefürchteten Tier, springt als Pferd herum und beißt nun seinerseits den Vater[1]. In einem anderen Auflösungsstadium der Phobie macht es ihm nichts, die Eltern mit anderen großen Tieren zu identifizieren[2].

1 l. c. [Ges. Werke, Bd. VII].

2 Die Giraffenphantasie

Man darf den Eindruck aussprechen, daß in diesen Tierphobien der Kinder gewisse Züge des Totemismus in negativer Ausprägung wiederkehren. Wir verdanken aber *S. Ferenczi* die vereinzelt schöne Beobachtung eines Falles, den man nur als positiven Totemismus bei einem Kinde bezeichnen kann[1]. Bei dem kleinen Arpád, von dem *Ferenczi* berichtet, erwachen die totemistischen Interessen allerdings nicht direkt im Zusammenhang des Ödipus-Komplexes, sondern auf Grund der narzißtischen Voraussetzung desselben, der Kastrationsangst. Wer aber die Geschichte des kleinen Hans aufmerksam durchsieht, wird auch in dieser die reichlichsten Zeugnisse dafür finden, daß der Vater als der Besitzer des großen Genitales bewundert und als der Bedroher des eigenen Genitales gefürchtet wird. Im Ödipus- wie im Kastrations-Komplex spielt der Vater die nämliche Rolle, die des gefürchteten Gegners der infantilen Sexualinteressen. Die Kastration und ihr Ersatz durch die Blendung ist die von ihm drohende Strafe[2].

Als der kleine Arpád zweieinhalb Jahre alt war, versuchte er einmal in einem Sommeraufenthalte ins Geflügelhaus zu urinieren, wobei ihn ein Huhn ins Glied biß oder nach seinem Glied schnappte. Als er ein Jahr später an denselben Ort zurückkehrte, wurde er selbst zum Huhn, er interessierte sich nur mehr für das Geflügelhaus und alles, was darin vorging, und gab seine menschliche Sprache gegen Gackern und Krähen auf. Zur Zeit der Beobachtung (fünf Jahre) sprach er wieder, aber beschäftigte sich auch in der Rede ausschließlich nur mit Hühnern und anderem Geflügel. Er spielte mit keinem anderen Spielzeug, sang nur Lieder, in denen etwas vom Federvieh vorkam. Sein Benehmen gegen sein Totemtier war exquisit ambivalent, übermäßiges Hassen und Lieben. Am liebsten spielte er Hühnerschlachten. »Das Schlachten des Federviehs ist ihm überhaupt ein Fest. Er ist imstande, stundenlang um die Tierleichen erregt herumzutanzen.« Aber dann küßte und streichelte er das ge-

1. *S. Ferenczi*, Ein kleiner Hahnemann. Intern. Zeitschrift für ärztliche Psychoanalyse, 1913, I, Nr. 3.

2. Über den Ersatz der Kastration durch die auch im Ödipus-Mythus enthaltene Blendung vgl. die Mitteilungen von *Reitler, Ferenczi, Rank* und *Eder* in Internationale Zeitschrift für ärztliche Psychoanalyse, 1913, I, Nr. 2.

schlachtete Tier, reinigte und liebkoste die von ihm selbst mißhandelten Ebenbilder von Hühnern.

Der kleine Arpád sorgte selbst dafür, daß der Sinn seines sonderbaren Treibens nicht verborgen bleiben konnte. Er übersetzte gelegentlich seine Wünsche aus der totemistischen Ausdrucksweise zurück in die des Alltagslebens. »Mein Vater ist der Hahn«, sagte er einmal. »Jetzt bin ich klein, jetzt bin ich ein Küchlein. Wenn ich größer werde, bin ich ein Huhn. Wenn ich noch größer werde, bin ich ein Hahn.« Ein andermal wünscht er sich plötzlich eine »eingemachte Mutter« zu essen (nach der Analogie des eingemachten Huhns). Er war sehr freigebig mit deutlichen Kastrationsandrohungen gegen andere, wie er sie wegen onanistischer Beschäftigung mit seinem Gliede selbst erfahren hatte.

Über die Quelle seines Interesses für das Treiben im Hühnerhof blieb nach *Ferenczi* kein Zweifel: »Der rege Sexualverkehr zwischen Hahn und Henne, das Eierlegen und das Herauskriechen der jungen Brut« befriedigten seine sexuelle Wißbegierde, die eigentlich dem menschlichen Familienleben galt. Nach dem Vorbild des Hühnerlebens hatte er seine Objektwünsche geformt, wenn er einmal der Nachbarin sagte: »Ich werde Sie heiraten und Ihre Schwester und meine drei Cousinen und die Köchin, nein, statt der Köchin lieber die Mutter.«

Wir werden an späterer Stelle die Würdigung dieser Beobachtung vervollständigen können; heben wir jetzt nur als wertvolle Übereinstimmungen mit dem Totemismus zwei Züge hervor: die volle Identifizierung mit dem Totemtier[1] und die ambivalente Gefühlseinstellung gegen dasselbe. Wir halten uns nach diesen Beobachtungen für berechtigt, in die Formel des Totemismus – für den Mann – den Vater an Stelle des Totemtieres einzusetzen. Wir merken dann, daß wir damit keinen neuen oder besonders kühnen Schritt getan haben. Die Primitiven sagen es ja selbst und bezeichnen, soweit noch heute das totemistische System in Kraft besteht, den Totem als ihren Ahnherrn und Urvater. Wir haben nur eine Aussage dieser Völker wörtlich genommen,

1. In welcher nach *Frazer* das Wesentliche des Totemismus gegeben ist: »*Totemism is an identification of a man with his totem.*« T. and Ex., IV, p. 5.

mit welcher die Ethnologen wenig anzufangen wußten, und die sie darum gern in den Hintergrund gerückt haben. Die Psychoanalyse mahnt uns, im Gegenteile gerade diesen Punkt hervorzusuchen und an ihn den Erklärungsversuch des Totemismus zu knüpfen[1].

Das erste Ergebnis unserer Ersetzung ist sehr merkwürdig. Wenn das Totemtier der Vater ist, dann fallen die beiden Hauptgebote des Totemismus, die beiden Tabuvorschriften, die seinen Kern ausmachen, den Totem nicht zu töten und kein Weib, das dem Totem angehört, sexuell zu gebrauchen, inhaltlich zusammen mit den beiden Verbrechen des Ödipus, der seinen Vater tötete und seine Mutter zum Weibe nahm, und mit den beiden Urwünschen des Kindes, deren ungenügende Verdrängung oder deren Wiedererweckung den Kern vielleicht aller Psychoneurosen bildet. Sollte diese Gleichung mehr als ein irreleitendes Spiel des Zufalls sein, so müßte sie uns gestatten, ein Licht auf die Entstehung des Totemismus in unvordenklichen Zeiten zu werfen. Mit anderen Worten, es müßte uns gelingen, wahrscheinlich zu machen, daß das totemistische System sich aus den Bedingungen des Ödipus-Komplexes ergeben hat wie die Tierphobie des »kleinen Hans« und die Geflügelperversion des »kleinen Arpád«. Um dieser Möglichkeit nachzugehen, werden wir im folgenden eine Eigentümlichkeit des totemistischen Systems oder, wie wir sagen können, der Totemreligion studieren, welche bisher kaum Erwähnung finden konnte.

4

Der im Jahre 1894 verstorbene *W. Robertson Smith*, Physiker, Philologe, Bibelkritiker und Altertumsforscher, ein ebenso vielseitiger wie scharfsichtiger und freidenkender Mann, sprach in seinem 1889 veröffentlichten Werke über die Religion der Semiten[2] die Annahme aus, daß eine eigentümliche Zeremonie, die sogenannte *Totemmahlzeit*, von

1. *O. Rank* verdanke ich die Mitteilung eines Falles von Hundephobie bei einem intelligenten jungen Manne, dessen Erklärung, wie er zu seinem Leiden gekommen sei, merklich an die oben (S. 128 f.) erwähnte Totemtheorie der *Arunta* anklingt. Er meinte, von seinem Vater erfahren zu haben, daß seine Mutter während der Schwangerschaft mit ihm einmal vor einem Hunde erschrocken sei.

allem Anfang an einen integrierenden Bestandteil des totemistischen Systems gebildet habe. Zur Stütze dieser Vermutung stand ihm damals nur eine einzige, aus dem V. Jahrhundert n. Chr. überlieferte Beschreibung eines solchen Aktes zu Gebote, aber er verstand es, die Annahme durch die Analyse des Opferwesens bei den alten Semiten zu einem hohen Grad von Wahrscheinlichkeit zu erheben. Da das Opfer eine göttliche Person voraussetzt, handelt es sich dabei um den Rückschluß von einer höheren Phase des religiösen Ritus auf die niedrigste des Totemismus.

Ich will nun versuchen, aus dem ausgezeichneten Buch von *Robertson Smith* die für unser Interesse entscheidenden Sätze über Ursprung und Bedeutung des Opferritus herauszuheben unter Weglassung aller oft so reizvollen Details und mit konsequenter Hintansetzung aller späteren Entwicklungen. Es ist ganz ausgeschlossen, in einem solchen Auszug dem Leser etwas von der Luzidität oder von der Beweiskraft der Darstellung im Original zu übermitteln.

Robertson Smith führt aus, daß das Opfer am Altar das wesentliche Stück im Ritus der alten Religion gewesen ist. Es spielt in allen Religionen die nämliche Rolle, so daß man seine Entstehung auf sehr allgemeine und überall gleichartig wirkende Ursachen zurückführen muß.

Das Opfer – die heilige Handlung *κατ' εξοχην* (sacrificium, *ιερουργια*) – bedeutete aber ursprünglich etwas anderes, als was spätere Zeiten darunter verstanden: die Darbringung an die Gottheit, um sie zu versöhnen oder sich geneigt zu machen. (Von dem Nebensinn der Selbstentäußerung ging dann die profane Verwendung des Wortes aus.) Das Opfer war nachweisbar zuerst nichts anderes als *»an act of social fellowship between the deity and his worshippers«*, ein Akt der Geselligkeit, eine Kommunion der Gläubigen mit ihrem Gotte.

Als Opfer wurden dargebracht eßbare und trinkbare Dinge; dasselbe, wovon der Mensch sich nährte, Fleisch, Zerealien, Früchte, Wein und Öl, das opferte er auch seinem Gotte. Nur in bezug auf das Opferfleisch bestanden Einschränkungen und Abweichungen. Von den Tieropfern speist der Gott

2. *W. Robertson Smith*, The Religion of the Semites. Second Edition, London 1907.

gemeinsam mit seinen Anbetern, die vegetabilischen Opfer sind ihm allein überlassen. Es ist kein Zweifel, daß die Tieropfer die älteren sind und einmal die einzigen waren. Die vegetabilischen Opfer sind aus der Darbringung der Erstlinge aller Früchte hervorgegangen und entsprechen einem Tribut an den Herrn des Bodens und des Landes. Das Tieropfer ist aber älter als der Ackerbau.

Es ist aus sprachlichen Überresten gewiß, daß der dem Gott bestimmte Anteil des Opfers zuerst als seine wirkliche Nahrung angesehen wurde. Mit der fortschreitenden Dematerialisierung des göttlichen Wesens wurde diese Vorstellung anstößig; man wich ihr aus, indem man allein den flüssigen Anteil der Mahlzeit der Gottheit zuwies. Später gestattete der Gebrauch des Feuers, welcher das Opferfleisch auf dem Altar in Rauch aufgehen ließ, eine Zurichtung der menschlichen Nahrungsmittel, durch welche sie dem göttlichen Wesen angemessener wurden. Die Substanz des Trinkopfers war ursprünglich das Blut der Opfertiere; Wein wurde später der Ersatz des Blutes. Der Wein galt den Alten als das »Blut der Rebe«, wie ihn unsere Dichter jetzt noch heißen.

Die älteste Form des Opfers, älter als der Gebrauch des Feuers und die Kenntnis des Ackerbaues, war also das Tieropfer, dessen Fleisch und Blut der Gott und seine Anbeter gemeinsam genossen. Es war wesentlich, daß jeder der Teilnehmer seinen Anteil an der Mahlzeit erhalte.

Ein solches Opfer war eine öffentliche Zeremonie, das Fest eines ganzen Clan. Die Religion war überhaupt eine allgemeine Angelegenheit, die religiöse Pflicht ein Stück der sozialen Verpflichtung. Opfer und Festlichkeit fallen bei allen Völkern zusammen, jedes Opfer bringt ein Fest mit sich und kein Fest kann ohne Opfer gefeiert werden. Das Opferfest war eine Gelegenheit der freudigen Erhebung über die eigenen Interessen, der Betonung der Zusammengehörigkeit untereinander und mit der Gottheit.

Die ethische Macht der öffentlichen Opfermahlzeit ruhte auf uralten Vorstellungen über die Bedeutung des gemeinsamen Essens und Trinkens. Mit einem anderen zu essen und zu trinken, war gleichzeitig ein Symbol und eine Bekräftigung von sozialer Gemeinschaft und von Übernahme gegenseitiger Verpflichtungen; die Opfermahlzeit brachte zum direkten Ausdruck, daß der Gott und seine Anbeter *Commensalen* sind, aber damit waren alle ihre anderen Beziehungen gegeben. Gebräuche, die noch heute unter den Arabern der Wüste in Kraft sind, beweisen, daß das Bindende an der gemeinsamen Mahlzeit nicht ein religiöses Moment ist, sondern der Akt des Essens selbst. Wer den kleinsten Bissen mit einem solchen Beduinen geteilt oder einen Schluck von seiner Milch getrunken hat, der braucht ihn nicht mehr als Feind zu fürchten, sondern darf seines Schutzes und seiner Hilfe sicher sein. Allerdings nicht für ewige Zeiten; streng genommen, nur für so lange, als der gemeinsam genossene Stoff der Annahme nach in seinem Körper verbleibt. So realistisch wird das Band der Vereinigung aufgefaßt; es bedarf der Wiederholung, um es zu verstärken und dauerhaft zu machen.

Warum wird aber dem gemeinsamen Essen und Trinken diese bindende Kraft zugeschrieben? In den primitivsten Gesellschaften gibt es nur ein Band, welches unbedingt und ausnahmslos einigt, das der Stammesgemeinschaft *(kinship)*. Die Mitglieder dieser Gemeinschaft treten solidarisch für einander ein, ein *Kin* ist eine Gruppe von Personen, deren Leben solcherart zu einer physischen Einheit verbunden sind, daß man sie wie Stücke eines gemeinsamen Lebens betrachten kann. Es heißt dann beim Mord eines einzelnen aus dem *Kin* nicht: das Blut dieses oder jenes ist vergossen worden, sondern unser Blut ist vergossen worden. Die hebräische Phrase, mit welcher die Stammesverwandtschaft anerkannt wird, lautet: Du bist mein Bein und mein Fleisch. *Kinship* bedeutet also einen Anteil haben an einer gemeinsamen Substanz. Es ist dann natürlich, daß sie nicht nur auf die Tatsache gegründet wird, daß man ein Teil von der Substanz seiner Mutter ist, von der man geboren und mit deren Milch man genährt wurde, sondern daß auch die Nahrung, die man späterhin genießt und durch die man seinen Körper erneuert, *Kinship* erwerben und bestärken kann. Teilte man die Mahlzeit mit seinem Gotte, so drückte es die Überzeugung aus, daß man von einem Stoff mit ihm sei, und wen man als Fremden erkannte, mit dem teilte man keine Mahlzeit.

Die Opfermahlzeit war also ursprünglich ein Festmahl von Stammverwandten, dem Gesetze folgend, daß nur Stammverwandte miteinander essen. In unserer Gesellschaft einigt die Mahlzeit die Mitglieder der Familie, aber mit der Familie hat die Opfermahlzeit nichts zu tun. *Kinship* ist älter als Familienleben; die ältesten uns bekannten Familien umfassen regelmäßig Personen, die verschiedenen Verwandtschaftsverbänden angehören. Die Männer heiraten Frauen aus fremden Clans, die Kinder erben den Clan der Mutter; es besteht keine Stammesverwandtschaft zwischen dem Manne und den übrigen Familienmitgliedern. In einer solchen Familie gibt es keine gemeinsame Mahlzeit. Die Wilden essen noch heute abseits und allein, und die religiösen Speiseverbote des Totemismus machen ihnen oft die Eßgemeinschaft mit ihren Frauen und Kindern unmöglich.

Wenden wir uns nun zum Opfertier. Es gab, wie wir gehört, keine Stammeszusammenkunft ohne Tieropfer, aber – was nun bedeutsam ist – auch kein Schlachten eines Tieres außer für solche feierliche Gelegenheit. Man nährte sich ohne Bedenken von Früchten, Wild und von der Milch der Haustiere, aber religiöse Skrupel machten es dem einzelnen unmöglich, ein Haustier für seinen eigenen Gebrauch zu töten. Es leidet nicht den leisesten Zweifel, sagt *Robertson Smith*, daß jedes Opfer ursprünglich Clanopfer war, und daß das *Töten eines Schlachtopfers* ursprünglich zu jenen Handlungen gehörte, *die dem einzelnen verboten sind und nur dann gerechtfertigt werden, wenn der ganze Stamm die Verantwortlichkeit mit übernimmt.* Es gibt bei den Primitiven nur eine Klasse von Handlungen, für welche diese Charakteristik zutrifft, nämlich Handlungen, welche an die Heiligkeit des dem Stamme gemeinsamen Blutes rühren. Ein Leben, welches kein einzelner wegnehmen darf, und das nur durch die Zustimmung, unter der Teilnahme aller Clangenossen geopfert werden kann, steht auf derselben Stufe wie das Leben der Stammesgenossen selbst. Die Regel, daß jeder Gast der Opfermahlzeit vom Fleisch des Opfertieres genießen müsse, hat denselben Sinn wie die Vorschrift, daß die Exekution an einem schuldigen Stammesgenossen von dem ganzen Stamm zu vollziehen sei. Mit anderen Worten: Das Opfertier wurde behandelt wie ein Stammverwandter.

die opfernde Gemeinde, ihr Gott und das Opfertier waren eines Blutes, Mitglieder eines Clan.

Robertson Smith identifiziert auf Grund einer reichen Evidenz das Opfertier mit dem alten Totemtier. Es gab im späteren Altertum zwei Arten von Opfern, solche von Haustieren, die auch für gewöhnlich gegessen wurden, und ungewöhnliche Opfer von Tieren, die als unrein verboten waren. Die nähere Erforschung zeigt dann, daß diese unreinen Tiere heilige Tiere waren, daß sie den Göttern als Opfer dargebracht wurden, denen sie heilig waren, daß diese Tiere ursprünglich identisch waren mit den Göttern selbst, und daß die Gläubigen in irgend einer Weise beim Opfer ihre Blutsverwandtschaft mit dem Tiere und dem Gotte betonten. Für noch frühere Zeiten entfällt aber dieser Unterschied zwischen gewöhnlichen und »mystischen« Opfern. Alle Tiere sind ursprünglich heilig, ihr Fleisch ist verboten und darf nur bei feierlichen Gelegenheiten unter Teilnahme des ganzen Stammes genossen werden. Das Schlachten des Tieres kommt dem Vergießen von Stammesblut gleich und muß unter den nämlichen Vorsichten und Sicherungen gegen Vorwurf geschehen.

Die Zähmung von Haustieren und das Emporkommen der Viehzucht scheint überall dem reinen und strengen Totemismus der Urzeit ein Ende bereitet zu haben[1]. Aber was in der nun »pastoralen« Religion den Haustieren an Heiligkeit verblieb, ist deutlich genug, um den ursprünglichen Totemcharakter derselben erkennen zu lassen. Noch in späten klassischen Zeiten schrieb der Ritus an verschiedenen Orten dem Opferer vor, nach vollzogenem Opfer die Flucht zu ergreifen, wie um sich einer Ahndung zu entziehen. In Griechenland muß die Idee, daß die Tötung eines Ochsen eigentlich ein Verbrechen sei, einst allgemein geherrscht haben. An dem athenischen Fest der *Bouphonien* wurde nach dem Opfer ein förmlicher Prozeß eingeleitet, bei dem alle Beteiligten zum Verhör kamen. Endlich einigte man sich, die Schuld an der Mordtat auf das Messer abzuwälzen, welches dann ins Meer geworfen wurde.

1. *»The inference is that the domestication to which totemism invariably leads (when there are any animals capable of domestication) is fatal to totemism.«* *Jevons,* An Introduction to the History of Religion 1911, fifth edition, p. 120.

Trotz der Scheu, welche das Leben des heiligen Tieres als eines Stammesgenossen schützt, wird es zur Notwendigkeit, ein solches Tier von Zeit zu Zeit in feierlicher Gemeinschaft zu töten und Fleisch und Blut desselben unter die Clangenossen zu verteilen. Das Motiv, welches diese Tat gebietet, gibt den tiefsten Sinn des Opferwesens preis. Wir haben gehört, daß in späteren Zeiten jedes gemeinsame Essen, die Teilnahme an der nämlichen Substanz, welche in ihre Körper eindringt, ein heiliges Band zwischen den Commensalen herstellt; in ältesten Zeiten scheint diese Bedeutung nur der Teilnahme an der Substanz eines heiligen Opfers zuzukommen. *Das heilige Mysterium des Opfertodes rechtfertigt sich, indem nur auf diesem Wege das heilige Band hergestellt werden kann, welches die Teilnehmer untereinander und mit ihrem Gotte einigt*[1].

Dieses Band ist nichts anderes als das Leben des Opfertieres, welches in seinem Fleisch und in seinem Blute wohnt und durch die Opfermahlzeit allen Teilnehmern mitgeteilt wird. Eine solche Vorstellung liegt allen *Blutbündnissen* zugrunde, durch die sich noch in späten Zeiten Menschen gegeneinander verpflichten. Die durchaus realistische Auffassung der Blutsgemeinschaft als Identität der Substanz läßt die Notwendigkeit verstehen, sie von Zeit zu Zeit durch den physischen Prozeß der Opfermahlzeit zu erneuern.

Brechen wir hier die Mitteilung der Gedankengänge von *Robertson Smith* ab, um ihren Kern in gedrängtester Kürze zu resümieren: Als die Idee des Privateigentums aufkam, wurde das Opfer als eine Gabe an die Gottheit, als eine Übertragung aus dem Eigentum des Menschen in das des Gottes aufgefaßt. Allein diese Deutung ließ alle Eigentümlichkeiten des Opferrituals unaufgeklärt. In ältesten Zeiten war das Opfertier selbst heilig, sein Leben unverletzlich gewesen; es konnte nur unter der Teilnahme und Mitschuld des ganzen Stammes und in Gegenwart des Gottes genommen werden, um die heilige Substanz zu liefern, durch deren Genuß die Clangenossen sich ihrer stofflichen Identität untereinander und mit der Gottheit versicherten. Das Opfer war ein Sakrament, das Opfertier selbst ein Stammesgenosse.

1. l. c., p. 113.

Es war in Wirklichkeit das alte Totemtier, der primitive Gott selbst, durch dessen Tötung und Verzehrung die Clangenossen ihre Gottähnlichkeit auffrischten und versicherten.

Aus dieser Analyse des Opferwesens zog *Robertson Smith* den Schluß, daß die periodische Tötung und Aufzehrung des Totem in Zeiten *vor der Verehrung anthropomorpher Gottheiten* ein bedeutsames Stück der Totemreligion gewesen sei. Das Zeremoniell einer solchen Totemmahlzeit, meinte er, sei uns in der Beschreibung eines Opfers aus späteren Zeiten erhalten. Der hl. *Nilus* berichtet von einer Opfersitte der Beduinen in der sinaitischen Wüste um das Ende des vierten Jahrhunderts nach Christi Geburt. Das Opfer, ein Kamel, wurde gebunden auf einen rohen Altar von Steinen gelegt; der Anführer des Stammes ließ die Teilnehmer dreimal unter Gesängen um den Altar herumgehen, brachte dem Tiere die erste Wunde bei und trank gierig das hervorquellende Blut; dann stürzte sich die ganze Gemeinde auf das Opfer, hieb mit den Schwertern Stücke des zuckenden Fleisches los und verzehrte sie roh in solcher Hast, daß in der kurzen Zwischenzeit zwischen dem Aufgang des Morgensterns, dem dieses Opfer galt, und dem Erblassen des Gestirns vor den Sonnenstrahlen alles vom Opfertier, Leib, Knochen, Haut, Fleisch und Eingeweide, vertilgt war. Dieser barbarische, von höchster Altertümlichkeit zeugende Ritus war allen Beweismitteln nach kein vereinzelter Gebrauch, sondern die allgemeine ursprüngliche Form des Totemopfers, die in späterer Zeit die verschiedensten Abschwächungen erfuhr.

Viele Autoren haben sich geweigert, der Konzeption der Totemmahlzeit Gewicht beizulegen, weil sie durch die direkte Beobachtung auf der Stufe des Totemismus nicht erhärtet werden konnte. *Robertson Smith* hat noch selbst auf die Beispiele hingewiesen, in denen die sakramentale Bedeutung der Opfer gesichert scheint, z. B. bei den Menschenopfern der Azteken, und auf andere, welche an die Bedingungen der Totemmahlzeit erinnern, die Bärenopfer des Bärenstammes der *Ouataouaks* in Amerika und die Bärenfeste der *Ainos* in Japan. *Frazer* hat diese und ähnliche Fälle in den beiden letzterschienenen Abteilungen seines großen Werkes ausführlich mitgeteilt[1]. Ein Indianerstamm in Kalifornien, der einen großen Raubvogel (Bussard) verehrt, tötet diesen in feierlicher Zeremonie einmal im Jahre, worauf er betrauert und seine Haut mit den Federn aufbewahrt wird. Die *Zuni*indianer in Neumexiko verfahren ebenso mit ihrer heiligen Schildkröte.

In den *Intichiuma*zeremonien der zentralaustralischen Stämme ist ein Zug beobachtet worden, welcher zu den Voraussetzungen von *Robertson Smith* vortrefflich stimmt. Jeder Stamm, der für die Vermehrung seines Totem, dessen Genuß ihm doch selbst verwehrt ist, Magie treibt, ist gehalten, bei der Zeremonie etwas von seinem Totem selbst zu genießen, ehe derselbe den anderen Stämmen zugänglich wird. Das schönste Beispiel für den sakramentalen Genuß des sonst verbotenen Totem soll sich nach *Frazer* bei den *Bini* in Westafrika in Verbindung mit dem Begräbniszeremoniell dieser Stämme finden[2].

Wir aber wollen *Robertson Smith* in der Annahme folgen, daß die sakramentale Tötung und gemeinsame Aufzehrung des sonst verbotenen Totemtieres ein bedeutungsvoller Zug der Totemreligion gewesen sei[3].

5

Stellen wir uns nun die Szene einer solchen Totemmahlzeit vor und statten sie noch mit einigen wahrscheinlichen Zügen aus, die bisher nicht gewürdigt werden konnten. Der Clan, der sein Totemtier bei feierlichem Anlasse auf grausame Art tötet und es roh verzehrt, Blut, Fleisch und Knochen; dabei sind die Stammesgenossen in die Ähnlichkeit des Totem verkleidet, imitieren es in Lauten und Bewegungen, als ob sie seine und ihre Identität betonen wollten. Es ist das Bewußtsein dabei, daß man eine jedem einzelnen ver-

1. The Golden Bough, Part V, Spirits of the Corn and of the Wild; 1912, in den Abschnitten: Eating the God and Killing the Divine Animal.

2. *Frazer*, T. and Ex. T. II, p. 590.

3. Die von verschiedenen Autoren (*Mariller*, *Hubert* und *Mauß* u. a.) gegen diese Theorie des Opfers vorgebrachten Einwendungen sind mir nicht unbekannt geblieben, haben aber den Eindruck der Lehren von *Robertson Smith* im wesentlichen nicht beeinträchtigt.

botene Handlung ausführt, die nur durch die Teilnahme aller gerechtfertigt werden kann; es darf sich auch keiner von der Tötung und der Mahlzeit ausschließen. Nach der Tat wird das hingemordete Tier beweint und beklagt. Die Totenklage ist eine zwangsmäßige, durch die Furcht vor einer drohenden Vergeltung erzwungene, ihre Hauptabsicht geht dahin, wie *Robertson Smith* bei einer analogen Gelegenheit bemerkt, die Verantwortlichkeit für die Tötung von sich abzuwälzen[1].

Aber nach dieser Trauer folgt die lauteste Festfreude, die Entfesselung aller Triebe und Gestattung aller Befriedigungen. Die Einsicht in das Wesen des *Festes* fällt uns hier ohne jede Mühe zu.

Ein Fest ist ein gestatteter, vielmehr ein gebotener Exzeß, ein feierlicher Durchbruch eines Verbotes. Nicht weil die Menschen infolge irgend einer Vorschrift froh gestimmt sind, begehen sie die Ausschreitungen, sondern der Exzeß liegt im Wesen des Festes; die festliche Stimmung wird durch die Freigebung des sonst Verbotenen erzeugt.

Was soll aber die Einleitung zu dieser Festesfreude, die Trauer über den Tod des Totemtieres? Wenn man sich über die Tötung des Totem, die sonst versagt ist, freut, warum trauert man auch über sie?

Wir haben gehört, daß sich die Clangenossen durch den Genuß des Totem heiligen, in ihrer Identifizierung mit ihm und untereinander bestärken. Daß sie das heilige Leben, dessen Träger die Substanz des Totem ist, in sich aufgenommen haben, könnte ja die festliche Stimmung und alles, was aus ihr folgt, erklären.

Die Psychoanalyse hat uns verraten, daß das Totemtier wirklich der Ersatz des Vaters ist, und dazu stimmte wohl der Widerspruch, daß es sonst verboten ist, es zu töten, und daß seine Tötung zur Festlichkeit wird, daß man das Tier tötet und es doch betrauert. Die ambivalente Gefühlseinstellung, welche den Vaterkomplex heute noch bei unseren Kindern auszeichnet und sich oft ins Leben der Erwachsenen fortsetzt, würde sich auch auf den Vaterersatz des Totemtieres erstrecken.

1. Religion of the Semites, 2nd edition 1907, p. 412.

Allein, wenn man die von der Psychoanalyse gegebene Übersetzung des Totem mit der Tatsache der Totemmahlzeit und der *Darwin*schen Hypothese über den Urzustand der menschlichen Gesellschaft zusammenhält, ergibt sich die Möglichkeit eines tieferen Verständnisses, der Ausblick auf eine Hypothese, die phantastisch erscheinen mag, aber den Vorteil bietet, eine unvermutete Einheit zwischen bisher gesonderten Reihen von Phänomenen herzustellen.

Die *Darwin*sche Urhorde hat natürlich keinen Raum für die Anfänge des Totemismus. Ein gewalttätiger, eifersüchtiger Vater, der alle Weibchen für sich behält und die heranwachsenden Söhne vertreibt, nichts weiter. Dieser Urzustand der Gesellschaft ist nirgends Gegenstand der Beobachtung geworden. Was wir als primitivste Organisation finden, was noch heute bei gewissen Stämmen in Kraft besteht, das sind *Männerverbände*, die aus gleichberechtigten Mitgliedern bestehen und den Einschränkungen des totemistischen Systems unterliegen, dabei mütterliche Erblichkeit. Kann das eine aus dem anderen hervorgegangen sein und auf welchem Wege war es möglich?

Die Berufung auf die Feier der Totemmahlzeit gestattet uns eine Antwort zu geben: Eines Tages[1] taten sich die ausgetriebenen Brüder zusammen, erschlugen und verzehrten den Vater und machten so der Vaterhorde ein Ende. Vereint wagten sie und brachten zustande, was dem einzelnen unmöglich geblieben wäre. (Vielleicht hatte ein Kulturfortschritt, die Handhabung einer neuen Waffe, ihnen das Gefühl der Überlegenheit gegeben.) Daß sie den Getöteten auch verzehrten, ist für den kannibalen Wilden selbstverständlich. Der gewalttätige Urvater war gewiß das beneidete und gefürchtete Vorbild eines jeden aus der Brüderschar gewesen. Nun setzten sie im Akte des Verzehrens die Identifizierung mit ihm durch, eigneten sich ein jeder ein Stück seiner Stärke an. Die Totemmahlzeit, vielleicht das erste Fest der Menschheit, wäre die Wiederholung und die Gedenkfeier dieser denkwürdigen, verbrecherischen Tat, mit welcher so vieles seinen Anfang nahm, die sozialen

1. Zu dieser Darstellung, die sonst mißverständlich würde, bitte ich die Schlußsätze der nachfolgenden Anmerkung als Korrektiv hinzuzunehmen.

Organisationen, die sittlichen Einschränkungen und die Religion[1].

Um, von der Voraussetzung absehend, diese Folgen glaubwürdig zu finden, braucht man nur anzunehmen, daß die sich zusammenrottende Brüderschar von denselben einander widersprechenden Gefühlen gegen den Vater beherrscht war, die wir als Inhalt der Ambivalenz des Vaterkomplexes bei jedem unserer Kinder und unserer Neurotiker nachweisen können. Sie haßten den Vater, der ihrem Machtbedürfnis und ihren sexuellen Ansprüchen so mächtig im Wege stand, aber sie liebten und bewunderten ihn auch. Nachdem sie ihn beseitigt, ihren Haß befriedigt und ihren Wunsch nach Identifizierung mit ihm durchgesetzt hatten, mußten sich die dabei überwältigten zärtlichen Regungen

1. Die ungeheuerlich erscheinende Annahme der Überwältigung und Tötung des tyrannischen Vaters durch die Vereinigung der ausgetriebenen Söhne hat sich auch *Atkinson* als direkte Folgerung aus den Verhältnissen der *Darwin*schen Urhorde ergeben. »*A youthful band of brothers living together in forced celibacy, or at most in polyandrous relation with some single female captive. A horde as yet weak in their impubescence they are, but they would, when strength was gained with time inevitably wrench by combined attacks renewed again and again and again, both wife and life from the paternal tyrant*« (Primal Law, pag. 220—221). *Atkinson*, der übrigens sein Leben in Neu-Caledonien verbrachte und ungewöhnliche Gelegenheit zum Studium der Eingeborenen hatte, beruft sich auch darauf, daß die von *Darwin* supponierten Zustände der Urhorde bei wilden Rinder- und Pferdeherden leicht zu beobachten sind und regelmäßig zur Tötung des Vatertieres führen. Er nimmt dann weiter an, daß nach der Beseitigung des Vaters ein Zerfall der Horde durch den erbitterten Kampf der siegreichen Söhne untereinander eintritt. Auf diese Weise käme eine neue Organisation der Gesellschaft niemals zustande: »*an ever recurring violent succession to the solitary paternal tyrant by sons, whose parricidal hands were so soon again clenched in fratricidal strife*« (p. 228). *Atkinson*, dem die Winke der Psychoanalyse nicht zu Gebote standen, und dem die Studien von *Robertson Smith* nicht bekannt waren, findet einen minder gewaltsamen Übergang von der Urhorde zur nächsten sozialen Stufe, auf welcher zahlreiche Männer in friedlicher Gemeinschaft zusammenleben. Er läßt es die Mutterliebe durchsetzen, daß anfangs nur die jüngsten, später auch andere Söhne in der Horde verbleiben, wofür diese Geduldeten das sexuelle Vorrecht des Vaters in Form der von ihnen geübten Entsagung gegen Mutter und Schwestern anerkennen.

So viel über die höchst bemerkenswerte Theorie von *Atkinson*, ihre Übereinstimmung mit der hier vorgetragenen im *wesentlichen* Punkte und ihre Abweichung davon, welche den Verzicht auf den Zusammenhang mit so vielem anderen mit sich bringt.

Die Unbestimmtheit, die zeitliche Verkürzung und inhaltliche Zusammendrängung der Angaben in meinen obenstehenden Ausführungen darf ich als eine durch die Natur des Gegenstandes geforderte Enthaltung hinstellen. Es wäre ebenso unsinnig, in dieser Materie Exaktheit anzustreben, wie es unbillig wäre, Sicherheiten zu fordern.

zur Geltung bringen[1]. Es geschah in der Form der Reue, es entstand ein Schuldbewußtsein, welches hier mit der gemeinsam empfundenen Reue zusammenfällt. Der Tote wurde nun stärker, als der Lebende gewesen war; all dies, wie wir es noch heute an Menschenschicksalen sehen. Was er früher durch seine Existenz verhindert hatte, das verboten sie sich jetzt selbst in der psychischen Situation des uns aus den Psychoanalysen so wohl bekannten *»nachträglichen Gehorsams«*. Sie widerriefen ihre Tat, indem sie die Tötung des Vaterersatzes, des Totem, für unerlaubt erklärten, und verzichteten auf deren Früchte, indem sie sich die freigewordenen Frauen versagten. So schufen sie aus dem *Schuldbewußtsein des Sohnes* die beiden fundamentalen Tabu des Totemismus, die eben darum mit den beiden verdrängten Wünschen des Ödipus-Komplexes übereinstimmen mußten. Wer dawiderhandelte, machte sich der beiden einzigen Verbrechen schuldig, welche die primitive Gesellschaft bekümmerten[2].

Die beiden Tabu des Totemismus, mit denen die Sittlichkeit der Menschen beginnt, sind psychologisch nicht gleichwertig. Nur das eine, die Schonung des Totemtieres, ruht ganz auf Gefühlsmotiven; der Vater war ja beseitigt, in der Realität war nichts mehr gutzumachen. Das andere aber, das Inzestverbot, hatte auch eine starke praktische Begründung. Das sexuelle Bedürfnis einigt die Männer nicht, sondern entzweit sie. Hatten sich die Brüder verbündet, um den Vater zu überwältigen, so war jeder des anderen Nebenbuhler bei den Frauen. Jeder hätte sie wie der Vater alle für sich haben wollen, und in dem Kampfe aller gegen alle wäre die neue Organisation zugrunde gegangen. Es war kein Überstarker mehr da, der die Rolle des Vaters mit Erfolg hätte aufnehmen können. Somit blieb den Brüdern, wenn sie miteinander leben wollten, nichts übrig, als — vielleicht nach

1. Dieser neuen Gefühlseinstellung mußte auch zugute kommen, daß die Tat keinem der Täter die volle Befriedigung bringen konnte. Sie war in gewisser Hinsicht vergeblich geschehen. Keiner der Söhne konnte ja seinen ursprünglichen Wunsch durchsetzen, die Stelle des Vaters einzunehmen. Der Mißerfolg ist aber, wie wir wissen, der moralischen Reaktion weit günstiger als die Befriedigung.

2. *»Murder and incest, or offences of a like kind against the sacred law of blood are in primitive society the only crimes of which the community as such takes cognizance . . .«* Religion of the Semites, p. 419.

Überwindung schwerer Zwischenfälle – das Inzestverbot aufzurichten, mit welchem sie alle zugleich auf die von ihnen begehrten Frauen verzichteten, um deren wegen sie doch in erster Linie den Vater beseitigt hatten. Sie retteten so die Organisation, welche sie stark gemacht hatte, und die auf homosexuellen Gefühlen und Betätigungen ruhen konnte, welche sich in der Zeit der Vertreibung bei ihnen eingestellt haben mochten. Vielleicht war es auch diese Situation, welche den Keim zu den von *Bachofen* erkannten Institutionen des *Mutterrechts* legte, bis dieses von der patriarchalischen Familienordnung abgelöst wurde.

An das andere Tabu, welches das Leben des Totemtieres beschützt, knüpft hingegen der Anspruch des Totemismus an, als erster Versuch einer Religion gewertet zu werden. Bot sich dem Empfinden der Söhne das Tier als natürlicher und nächstliegender Ersatz des Vaters, so fand sich in der ihnen zwanghaft gebotenen Behandlung desselben doch noch mehr Ausdruck als das Bedürfnis, ihre Reue zur Darstellung zu bringen. Es konnte mit dem Vatersurrogat der Versuch gemacht werden, das brennende Schuldgefühl zu beschwichtigen, eine Art von Aussöhnung mit dem Vater zu bewerkstelligen. Das totemistische System war gleichsam ein Vertrag mit dem Vater, in dem der letztere all das zusagte, was die kindliche Phantasie vom Vater erwarten durfte, Schutz, Fürsorge und Schonung, wogegen man sich verpflichtete, sein Leben zu ehren, das heißt die Tat an ihm nicht zu wiederholen, durch die der wirkliche Vater zugrunde gegangen war. Es lag auch ein Rechtfertigungsversuch im Totemismus. »Hätte der Vater uns behandelt wie der Totem, wir wären nie in die Versuchung gekommen, ihn zu töten.« So verhalf der Totemismus dazu, die Verhältnisse zu beschönigen und das Ereignis vergessen zu machen, dem er seine Entstehung verdankte.

Es wurden hiebei Züge geschaffen, die fortan für den Charakter der Religion bestimmend blieben. Die Totemreligion war aus dem Schuldbewußtsein der Söhne hervorgegangen als Versuch, dies Gefühl zu beschwichtigen und den beleidigten Vater durch den nachträglichen Gehorsam zu versöhnen. Alle späteren Religionen erweisen sich als Lösungsversuche desselben Problems, variabel je nach dem kulturellen Zustand, in dem sie unternommen werden, und nach den Wegen, die sie einschlagen, aber es sind alle gleichzielende Reaktionen auf dieselbe große Begebenheit, mit der die Kultur begonnen hat, und die seitdem die Menschheit nicht zur Ruhe kommen läßt.

Auch ein anderer Charakter, den die Religion treu bewahrt hat, ist damals schon im Totemismus hervorgetreten. Die Ambivalenzspannung war wohl zu groß, um durch irgend eine Veranstaltung ausgeglichen zu werden, oder die psychologischen Bedingungen sind der Erledigung dieser Gefühlsgegensätze überhaupt nicht günstig. Man merkt jedenfalls, daß die dem Vaterkomplex anhaftende Ambivalenz sich auch in den Totemismus und in die Religionen überhaupt fortsetzt. Die Religion des Totem umfaßt nicht nur die Äußerungen der Reue und die Versuche der Versöhnung, sondern dient auch der Erinnerung an den Triumph über den Vater. Die Befriedigung darüber läßt das Erinnerungsfest der Totemmahlzeit einsetzen, bei dem die Einschränkungen des nachträglichen Gehorsams wegfallen, macht es zur Pflicht, das Verbrechen des Vatermordes in der Opferung des Totemtieres immer wieder von neuem zu wiederholen, so oft der festgehaltene Erwerb jener Tat, die Aneignung der Eigenschaften des Vaters, infolge der verändernden Einflüsse des Lebens zu entschwinden droht. Wir werden nicht überrascht sein zu finden, daß auch der Anteil des Sohnestrotzes, oft in den merkwürdigsten Verkleidungen und Umwendungen, in späteren Religionsbildungen wieder auftaucht.

Verfolgen wir in Religion und sittlicher Vorschrift, die im Totemismus noch wenig scharf gesondert sind, bisher die Folgen der in Reue verwandelten zärtlichen Strömung gegen den Vater, so wollen wir doch nicht übersehen, daß im wesentlichen die Tendenzen, welche zum Vatermord gedrängt haben, den Sieg behalten. Die sozialen Brudergefühle, auf denen die große Umwälzung ruht, bewahren von nun an über lange Zeiten den tiefstgehenden Einfluß auf die Entwicklung der Gesellschaft. Sie schaffen sich Ausdruck in der Heiligung des gemeinsamen Blutes, in der Betonung der Solidarität aller Leben desselben Clan. Indem die Brüder sich einander so das Leben zusichern, sprechen sie aus, daß niemand von ihnen vom anderen behandelt werden dürfe, wie der Vater von ihnen allen gemeinsam. Sie schließen eine Wiederholung des Vaterschicksals aus. Zum religiös begründeten Verbot, den Totem zu töten. kommt nun das sozial begründete Verbot des Brudermordes hinzu. Es wird dann noch lange währen, bis das Gebot die Einschränkung auf den Stammesgenossen abstreifen und den einfachen Wortlaut annehmen wird: Du sollst nicht morden. Zunächst ist an Stelle der *Vaterhorde* der *Brüderclan* getreten, welcher sich durch das Blutband versichert hat. Die Gesellschaft ruht jetzt auf der Mitschuld an dem gemeinsam verübten Verbrechen, die Religion auf dem Schuldbewußtsein und der Reue darüber, die Sittlichkeit teils auf den Notwendigkeiten dieser Gesellschaft, zum anderen Teil auf den vom Schuldbewußtsein geforderten Bußen.

Im Gegensatz zu den neueren und in Anlehnung an die älteren Auffassungen des totemistischen Systems heißt uns also die Psychoanalyse einen innigen Zusammenhang und gleichzeitigen Ursprung von Totemismus und Exogamie vertreten.

6

Ich stehe unter der Einwirkung einer großen Anzahl von starken Motiven, die mich vom Versuche zurückhalten werden, die weitere Entwicklung der Religionen von ihrem Beginn im Totemismus an bis zu ihrem heutigen Stande zu schildern. Ich will nur zwei Fäden hindurchverfolgen, wo ich sie im Gewebe besonders deutlich auftauchen sehe: das Motiv des Totemopfers und das Verhältnis des Sohnes zum Vater[1].

Robertson Smith hat uns belehrt, daß die alte Totemmahlzeit in der ursprünglichen Form des Opfers wiederkehrt. Der Sinn der Handlung ist derselbe: die Heiligung durch die Teilnahme an der gemeinsamen Mahlzeit; auch das Schuldbewußtsein ist dabei geblieben, welches nur durch die

1. Vgl. die zum Teil von abweichenden Gesichtspunkten beherrschte Arbeit von *C. G. Jung*, Wandlungen und Symbole der Libido. Jahrbuch für psychoanalytische Forschungen, IV, 1912.

Solidarität aller Teilnehmer beschwichtigt werden kann. Neu hinzugekommen ist die Stammesgottheit, in deren gedachter Gegenwart das Opfer stattfindet, die an dem Mahle teilnimmt wie ein Stammesgenosse, und mit der man sich durch den Genuß am Opfer identifiziert. Wie kommt der Gott in die ihm ursprünglich fremde Situation?
Die Antwort könnte lauten, es sei unterdes – unbekannt woher – die Gottesidee aufgetaucht, habe sich das ganze religiöse Leben unterworfen, und wie alles andere, was bestehen bleiben wollte, hätte auch die Totemmahlzeit den Anschluß an das neue System gewinnen müssen. Allein die psychoanalytische Erforschung des einzelnen Menschen lehrt mit einer ganz besonderen Nachdrücklichkeit, daß für jeden der Gott nach dem Vater gebildet ist, daß sein persönliches Verhältnis zu Gott von seinem Verhältnis zum leiblichen Vater abhängt, mit ihm schwankt und sich verwandelt und daß Gott im Grunde nichts anderes ist als ein erhöhter Vater. Die Psychoanalyse rät auch hier wie im Falle des Totemismus, den Gläubigen Glauben zu schenken, die Gott Vater nennen, wie sie den Totem Ahnherrn genannt haben. Wenn die Psychoanalyse irgendwelche Beachtung verdient, so muß, unbeschadet aller anderen Ursprünge und Bedeutungen Gottes, auf welche die Psychoanalyse kein Licht werfen kann, der Vateranteil an der Gottesidee ein sehr gewichtiger sein. Dann wäre aber in der Situation des primitiven Opfers der Vater zweimal vertreten, einmal als Gott und dann als das Totemopfertier, und bei allem Bescheiden mit der geringen Mannigfaltigkeit der psychoanalytischen Lösungen müssen wir fragen, ob das möglich ist und welchen Sinn es haben kann.
Wir wissen, daß mehrfache Beziehungen zwischen dem Gott und dem heiligen Tier (Totem, Opfertier) bestehen: 1. Jedem Gott ist gewöhnlich ein Tier heilig, nicht selten selbst mehrere; 2. in gewissen besonders heiligen Opfern, den »mystischen«, wurde dem Gotte gerade das ihm geheiligte Tier zum Opfer dargebracht[1]; 3. der Gott wurde häufig in der Gestalt eines Tieres verehrt oder, anders gesehen, Tiere genossen göttliche Verehrung lange nach dem Zeitalter des Totemismus; 4. in den Mythen verwandelt

1. *Robertson Smith*, Religion of the Semites.

sich der Gott häufig in ein Tier, oft in das ihm geheiligte. So läge die Annahme nahe, daß der Gott selbst das Totemtier wäre, sich auf einer späteren Stufe des religiösen Fühlens aus dem Totemtier entwickelt hätte. Aller weiteren Diskussion überhebt uns aber die Erwägung, daß der Totem selbst nichts anderes ist als ein Vaterersatz. So mag er die erste Form des Vaterersatzes sein, der Gott aber eine spätere, in welcher der Vater seine menschliche Gestalt wiedergewonnen. Eine solche Neuschöpfung aus der Wurzel aller Religionsbildung, der *Vatersehnsucht*, konnte möglich werden, wenn sich im Laufe der Zeiten am Verhältnis zum Vater – und vielleicht auch zum Tiere – Wesentliches geändert hatte.

Solche Veränderungen lassen sich leicht erraten, auch wenn man von dem Beginn einer psychischen Entfremdung von dem Tiere und von der Zersetzung des Totemismus durch die Domestikation absehen will[1]. In der durch die Beseitigung des Vaters hergestellten Situation lag ein Moment, welches im Laufe der Zeit eine außerordentliche Steigerung der Vatersehnsucht erzeugen mußte. Die Brüder, welche sich zur Tötung des Vaters zusammengetan hatten, waren ja jeder für sich vom Wunsche beseelt gewesen, dem Vater gleich zu werden, und hatten diesem Wunsche durch Einverleibung von Teilen seines Ersatzes in der Totemmahlzeit Ausdruck gegeben. Dieser Wunsch mußte infolge des Druckes, welchen die Bande des Brüderclan auf jeden Teilnehmer übten, unerfüllt bleiben. Es konnte und durfte niemand mehr die Machtvollkommenheit des Vaters erreichen, nach der sie doch alle gestrebt hatten. Somit konnte im Laufe langer Zeiten die Erbitterung gegen den Vater, die zur Tat gedrängt hatte, nachlassen, die Sehnsucht nach ihm wachsen, und es konnte ein Ideal entstehen, welches die Machtfülle und Unbeschränktheit des einst bekämpften Urvaters und die Bereitwilligkeit, sich ihm zu unterwerfen, zum Inhalt hatte. Die ursprüngliche demokratische Gleichstellung aller einzelnen Stammesgenossen war infolge einschneidender kultureller Veränderungen nicht mehr festzuhalten; somit zeigte sich eine Geneigtheit, in Anlehnung an die Verehrung einzelner Menschen, die sich vor anderen

1 Siehe o. S. 153.

hervorgetan hatten, das alte Vaterideal in der Schöpfung von Göttern wieder zu beleben. Daß ein Mensch zum Gott wird und daß ein Gott stirbt, was uns heute als empörende Zumutung erscheint, war ja noch für das Vorstellungsvermögen des klassischen Altertums keineswegs anstößig[1]. Die Erhöhung des einst gemordeten Vaters zum Gott, von dem nun der Stamm seine Herkunft ableitete, war aber ein weit ernsthafterer Sühneversuch als seinerzeit der Vertrag mit dem Totem.

Wo sich in dieser Entwicklung die Stelle für die großen Muttergottheiten findet, die vielleicht allgemein den Vatergöttern vorhergegangen sind, weiß ich nicht anzugeben. Sicher scheint aber, daß die Wandlung im Verhältnis zum Vater sich nicht auf das religiöse Gebiet beschränkte, sondern folgerichtig auf die andere durch die Beseitigung des Vaters beeinflußte Seite des menschlichen Lebens, auf die soziale Organisation, übergriff. Mit der Einsetzung der Vatergottheiten wandelte sich die vaterlose Gesellschaft allmählich in die patriarchalisch geordnete um. Die Familie war eine Wiederherstellung der einstigen Urhorde und gab den Vätern auch ein großes Stück ihrer früheren Rechte wieder. Es gab jetzt wieder Väter, aber die sozialen Errungenschaften des Brüderclan waren nicht aufgegeben worden, und der faktische Abstand der neuen Familienväter vom unumschränkten Urvater der Horde war groß genug, um die Fortdauer des religiösen Bedürfnisses, die Erhaltung der ungestillten Vatersehnsucht, zu versichern.

In der Opferszene vor dem Stammesgott ist also der Vater wirklich zweimal enthalten, als Gott und als Totemopfertier. Aber bei dem Versuch, diese Situation zu verstehen, werden wir uns vor Deutungen in acht nehmen, welche sie in flächenhafter Auffassung wie eine Allegorie übersetzen wollen und dabei der historischen Schichtung vergessen. Die zweifache Anwesenheit des Vaters entspricht den zwei

1. »*To us moderns for whom the breach which divides the human and the divine has deepened into an impassible gulf such mimicry may appear impious, but it was otherwise with the ancients. To their thinking gods and men were akin, for many families traced their descent from a divinity, and the deification of a man probably seemed as little extraordinary to them as the canonisation of a saint seems to a modern catholic.*« *Frazer*, Golden Bough, I. The Magic Art and the Evolution of Kings, II, p. 177.

einander zeitlich ablösenden Bedeutungen der Szene. Die ambivalente Einstellung gegen den Vater hat hier plastischen Ausdruck gefunden und ebenso der Sieg der zärtlichen Gefühlsregungen des Sohnes über seine feindseligen. Die Szene der Überwältigung des Vaters, seiner größten Erniedrigung, ist hier zum Material für eine Darstellung seines höchsten Triumphes geworden. Die Bedeutung, die das Opfer ganz allgemein gewonnen hat, liegt eben darin, daß es dem Vater die Genugtuung für die an ihm verübte Schmach in derselben Handlung bietet, welche die Erinnerung an diese Untat fortsetzt.

In weiterer Folge verliert das Tier seine Heiligkeit und das Opfer die Beziehung zur Totemfeier; es wird zu einer einfachen Darbringung an die Gottheit, zu einer Selbstentäußerung zugunsten des Gottes. Gott selbst ist jetzt so hoch über den Menschen erhaben, daß man mit ihm nur durch die Vermittlung des Priesters verkehren kann. Gleichzeitig kennt die soziale Ordnung göttergleiche Könige, welche das patriarchalische System auf den Staat übertragen. Wir müssen sagen, die Rache des gestürzten und wiedereingesetzten Vaters ist eine harte geworden, die Herrschaft der Autorität steht auf ihrer Höhe. Die unterworfenen Söhne haben das neue Verhältnis dazu benützt, um ihr Schuldbewußtsein noch weiter zu entlasten. Das Opfer, wie es jetzt ist, fällt ganz aus ihrer Verantwortlichkeit heraus. Gott selbst hat es verlangt und angeordnet. Zu dieser Phase gehören Mythen, in welchen der Gott selbst das Tier tötet, das ihm heilig ist, das er eigentlich selbst ist. Dies ist die äußerste Verleugnung der großen Untat, mit welcher die Gesellschaft und das Schuldbewußtsein begann. Eine zweite Bedeutung dieser letzteren Opferdarstellung ist nicht zu verkennen. Sie drückt die Befriedigung darüber aus, daß man den früheren Vaterersatz zugunsten der höheren Gottesvorstellung verlassen hat. Die flach allegorische Übersetzung der Szene fällt hier ungefähr mit ihrer psychoanalytischen Deutung zusammen. Jene lautet: es werde dargestellt, daß der Gott den tierischen Anteil seines Wesens überwindet[1].

1. Die Überwindung einer Göttergeneration durch eine andere in den Mythologien bedeutet bekanntlich den historischen Vorgang der Ersetzung eines religiösen Systems durch ein neues, sei es infolge von Eroberung durch ein Fremdvolk oder auf dem Wege psychologischer Entwicklung. Im letzteren Falle nähert

Es wäre indes irrig, wenn man glauben wollte, in diesen Zeiten der erneuerten Vaterautorität seien die feindseligen Regungen, welche dem Vaterkomplex zugehören, völlig verstummt. Aus den ersten Phasen der Herrschaft der beiden neuen Vaterersatzbildungen, der Götter und der Könige, kennen wir vielmehr die energischesten Äußerungen jener Ambivalenz, welche für die Religion charakteristisch bleibt.

Frazer hat in seinem großen Werk »The Golden Bough« die Vermutung ausgesprochen, daß die ersten Könige der lateinischen Stämme Fremde waren, welche die Rolle einer Gottheit spielten und in dieser Rolle an einem bestimmten Festtage feierlich hingerichtet wurden. Die jährliche Opferung (Variante: Selbstopferung) eines Gottes scheint ein wesentlicher Zug der semitischen Religionen gewesen zu sein. Das Zeremoniell der Menschenopfer an den verschiedensten Stellen der bewohnten Erde läßt wenig Zweifel darüber, daß diese Menschen als Repräsentanten der Gottheit ihr Ende fanden, und in der Ersetzung des lebenden Menschen durch eine leblose Nachahmung (Puppe) läßt sich dieser Opferbrauch noch in späte Zeiten verfolgen. Das theanthropische Gottesopfer, welches ich hier leider nicht mit der gleichen Vertiefung wie das Tieropfer behandeln kann, wirft ein helles Licht nach rückwärts auf den Sinn der älteren Opferformen. Es bekennt mit kaum zu überbietender Aufrichtigkeit, daß das Objekt der Opferhandlung immer das nämliche war, dasselbe, was nun als Gott verehrt wird, der Vater also. Die Frage nach dem Verhältnis von Tier- und Menschenopfer findet jetzt eine einfache Lösung. Das ursprüngliche Tieropfer war bereits ein Ersatz für ein Menschenopfer, für die feierliche Tötung des Vaters, und als der Vaterersatz seine menschliche Gestalt wieder erhielt, konnte sich das Tieropfer auch wieder in das Menschenopfer verwandeln.

So hatte sich die Erinnerung an jene erste große Opfertat als unzerstörbar erwiesen, trotz aller Bemühungen, sie zu vergessen, und gerade als man sich von ihren Motiven am

sich der Mythus den »funktionalen Phänomenen« im Sinne von *H. Silberer*. Daß der das Tier tötende Gott ein Libidosymbol ist, wie *C. G. Jung* (l. c.) behauptet, setzt einen anderen Begriff der Libido als den bisher verwendeten voraus und erscheint mir überhaupt fragwürdig.

weitesten entfernen wollte, mußte in der Form des Gottesopfers ihre unentstellte Wiederholung zutage treten. Welche Entwicklungen des religiösen Denkens als Rationalisierungen diese Wiederkehr ermöglicht haben, brauche ich an dieser Stelle nicht auszuführen. *Robertson Smith*, dem ja unsere Zurückführung des Opfers auf jenes große Ereignis der menschlichen Urgeschichte fern liegt, gibt an, daß die Zeremonien jener Feste, mit denen die alten Semiten den Tod einer Gottheit feierten, als *»commemoration of a mythical tragedy«* ausgelegt wurden und daß die Klage dabei nicht den Charakter einer spontanen Teilnahme hatte, sondern etwas Zwangsmäßiges, von der Furcht vor dem göttlichen Zorn Gebotenes an sich trug[1]. Wir glauben zu erkennen, daß diese Auslegung im Rechte war, und daß die Gefühle der Feiernden in der zugrunde liegenden Situation ihre gute Aufklärung fanden.

Nehmen wir es nun als Tatsache hin, daß auch in der weiteren Entwicklung der Religionen die beiden treibenden Faktoren, das Schuldbewußtsein des Sohnes und der Sohnestrotz, niemals erlöschen. Jeder Lösungsversuch des religiösen Problems, jede Art der Versöhnung der beiden widerstreitenden seelischen Mächte wird allmählich hinfällig, wahrscheinlich unter dem kombinierten Einfluß von historischen Ereignissen, kulturellen Änderungen und inneren psychischen Wandlungen.

Mit immer größerer Deutlichkeit tritt das Bestreben des Sohnes hervor, sich an die Stelle des Vatergottes zu setzen. Mit der Einführung des Ackerbaues hebt sich die Bedeutung des Sohnes in der patriarchalischen Familie. Er getraut sich neuer Äußerungen seiner inzestuösen Libido, die in der Bearbeitung der Mutter Erde eine symbolische Befriedigung findet. Es entstehen die Göttergestalten des Attis, Adonis, Tammuz u. a., Vegetationsgeister und zugleich jugendliche Gottheiten, welche die Liebesgunst mütterlicher Gottheiten genießen, den Mutterinzest dem Vater

1. Religion of the Semites, p. 412—413. *»The mourning is not a spontaneous expression of sympathy with the divine tragedy but obligatory and enforced by fear of supernatural anger. And a chief object of the mourners is to d i s c l a i m r e s p o n s i b i l i t y f o r t h e g o d's d e a t h — a point which has already come before us in connection with theanthropic sacrifices, such as the ›oxmurder at Athens‹.«*

zum Trotze durchsetzen. Allein das Schuldbewußtsein, welches durch diese Schöpfungen nicht beschwichtigt ist, drückt sich in den Mythen aus, die diesen jugendlichen Geliebten der Muttergöttinnen ein kurzes Leben und eine Bestrafung durch Entmannung oder durch den Zorn des Vatergottes in Tierform bescheiden. Adonis wird durch den Eber getötet, das heilige Tier der Aphrodite; Attis, der Geliebte der Kybele, stirbt an Entmannung[1]. Die Beweinung und die Freude über die Auferstehung dieser Götter ist in das Rituale einer anderen Sohnesgottheit übergegangen, welche zu dauerndem Erfolge bestimmt war.

Als das Christentum seinen Einzug in die antike Welt begann, traf es auf die Konkurrenz der Mithrasreligion, und es war für eine Weile zweifelhaft, welcher Gottheit der Sieg zufallen würde.

Die lichtumflossene Gestalt des persischen Götterjünglings ist doch unserem Verständnis dunkel geblieben. Vielleicht darf man aus den Darstellungen der Stiertötungen durch Mithras schließen, daß er jenen Sohn vorstellte, der die Opferung des Vaters allein vollzog und somit die Brüder von der sie drückenden Mitschuld an der Tat erlöste. Es gab einen anderen Weg zur Beschwichtigung dieses Schuldbewußtseins und diesen beschritt erst Christus. Er ging hin und opferte sein eigenes Leben und dadurch erlöste er die Brüderschar von der Erbsünde.

Die Lehre von der Erbsünde ist *orphischer* Herkunft; sie wurde in den Mysterien erhalten und drang von da aus in die Philosophenschulen des griechischen Altertums ein[2]. Die Menschen waren die Nachkommen von Titanen, welche

1. Die Kastrationsangst spielt eine außerordentlich große Rolle in der Störung des Verhältnisses zum Vater bei unseren jugendlichen Neurotikern. Aus der schönen Beobachtung von *Ferenczi* haben wir ersehen, wie der Knabe seinen Totem in dem Tier erkennt, welches nach seinem kleinen Gliede schnappt. Wenn unsere Kinder von der rituellen Beschneidung erfahren, stellen sie dieselbe der Kastration gleich. Die völkerpsychologische Parallele zu diesem Verhalten der Kinder ist meines Wissens noch nicht ausgeführt worden. Die in der Urzeit und bei primitiven Völkern so häufige Beschneidung gehört dem Zeitpunkt der Männerweihe an, wo sie ihre Bedeutung finden muß, und ist sekundär in frühere Lebenszeiten zurückgeschoben worden. Es ist überaus interessant, daß die Beschneidung bei den Primitiven mit Haarabschneiden und Zahnausschlagen kombiniert oder durch sie ersetzt ist, und daß unsere Kinder, die von diesem Sachverhalt nichts wissen können, in ihren Angstreaktionen diese beiden Operationen wirklich wie Äquivalente der Kastration behandeln.

2. *Reinach*, Cultes, Mythes et Religions, II, p. 75 ff.

den jungen Dionysos-Zagreus getötet und zerstückelt hatten; die Last dieses Verbrechens drückte auf sie. In einem Fragment von *Anaximander* wird gesagt, daß die Einheit der Welt durch ein urzeitliches Verbrechen zerstört worden sei, und daß alles, was daraus hervorgegangen, die Strafe dafür weiter tragen muß[1]. Erinnert die Tat der Titanen durch die Züge der Zusammenrottung, der Tötung und Zerreißung deutlich genug an das von *St. Nilus* beschriebene Totemopfer – wie übrigens viele andere Mythen des Altertums, z. B. der Tod des Orpheus selbst –, so stört uns hier doch die Abweichung, daß die Mordtat an einem jugendlichen Gotte vollzogen wird.

Im christlichen Mythus ist die Erbsünde des Menschen unzweifelhaft eine Versündigung gegen Gottvater. Wenn nun Christus die Menschen von dem Drucke der Erbsünde erlöst, indem er sein eigenes Leben opfert, so zwingt er uns zu dem Schlusse, daß diese Sünde eine Mordtat war. Nach dem im menschlichen Fühlen tiefgewurzelten Gesetz der Talion kann ein Mord nur durch die Opferung eines anderen Lebens gesühnt werden; die Selbstaufopferung weist auf eine Blutschuld zurück[2]. Und wenn dies Opfer des eigenen Lebens die Versöhnung mit Gottvater herbeiführt, so kann das zu sühnende Verbrechen kein anderes als der Mord am Vater gewesen sein.

So bekennt sich denn in der christlichen Lehre die Menschheit am unverhülltesten zu der schuldvollen Tat der Urzeit, weil sie nun im Opfertod des einen Sohnes die ausgiebigste Sühne für sie gefunden hat. Die Versöhnung mit dem Vater ist um so gründlicher, weil gleichzeitig mit diesem Opfer der volle Verzicht auf das Weib erfolgt, um dessenwillen man sich gegen den Vater empört hatte. Aber nun fordert auch das psychologische Verhängnis der Ambivalenz seine Rechte. Mit der gleichen Tat, welche dem Vater die größtmögliche Sühne bietet, erreicht auch der Sohn das Ziel seiner Wünsche gegen den Vater. Er wird selbst zum Gott neben, eigentlich an Stelle des Vaters. Die Sohnesreligion löst die Vaterreligion ab. Zum Zeichen dieser Ersetzung

1. »*Une sorte de péché procthnique*« l. c. p. 76.

2. Die Selbstmordimpulse unserer Neurotiker erweisen sich regelmäßig als Selbstbestrafungen für Todeswünsche, die gegen andere gerichtet sind.

wird die alte Totemmahlzeit als Kommunion wieder belebt, in welcher nun die Brüderschar vom Fleisch und Blut des Sohnes, nicht mehr des Vaters, genießt, sich durch diesen Genuß heiligt und mit ihm identifiziert. Unser Blick verfolgt durch die Länge der Zeiten die Identität der Totemmahlzeit mit dem Tieropfer, dem theanthropischen Menschenopfer und mit der christlichen Eucharistie und erkennt in all diesen Feierlichkeiten die Nachwirkung jenes Verbrechens, welches die Menschen so sehr bedrückte, und auf das sie doch so stolz sein mußten. Die christliche Kommunion ist aber im Grunde eine neuerliche Beseitigung des Vaters, eine Wiederholung der zu sühnenden Tat. Wir merken, wie berechtigt der Satz von *Frazer* ist, daß *»the Christian communion has absorbed within itself a sacrament which is doubtless far older than Christianity«*[1].

7

Ein Vorgang wie die Beseitigung des Urvaters durch die Brüderschar mußte unvertilgbare Spuren in der Geschichte der Menschheit hinterlassen und sich in desto zahlreicheren Ersatzbildungen zum Ausdruck bringen, je weniger er selbst erinnert werden sollte[2]. Ich gehe der Versuchung aus dem Wege, diese Spuren in der Mythologie, wo sie nicht schwer zu finden sind, nachzuweisen, und wende mich einem anderen Gebiete zu, indem ich einem Fingerzeig von

1. *Eating the God*, p. 51. . . . Niemand, der mit der Literatur des Gegenstandes vertraut ist, wird annehmen, daß die Zurückführung der christlichen Kommunion auf die Totemmahlzeit eine Idee des Schreibers dieses Aufsatzes sei.

2. *Ariel* im »Sturm«:

Full fathom five thy father lies:
Of his bones are coral made;
Those are pearls that were his eyes;
Nothing of him that doth fade
But doth suffer a sea-change
Into something rich and strange.

In der schönen Übersetzung von *Schlegel:*

Fünf Faden tief liegt Vater dein.
Sein Gebein wird zu Korallen,
Perlen sind die Augen sein.
Nichts an ihm, das soll verfallen,
Das nicht wandelt Meeres-Hut
In ein reich und seltnes Gut.

S. Reinach in einer inhaltsreichen Abhandlung über den Tod des Orpheus folge[1].

In der Geschichte der griechischen Kunst gibt es eine Situation, welche auffällige Ähnlichkeiten und nicht minder tiefgehende Verschiedenheiten mit der von *Robertson Smith* erkannten Szene der Totemmahlzeit zeigt. Es ist die Situation der ältesten griechischen Tragödie. Eine Schar von Personen, alle gleich benannt und gleich gekleidet, umsteht einen einzigen, von dessen Reden und Handeln sie alle abhängig sind: es ist der Chor und der ursprünglich einzige Heldendarsteller. Spätere Entwicklungen brachten einen zweiten und dritten Schauspieler, um Gegenspieler und Abspaltungen des Helden darzustellen, aber der Charakter des Helden wie sein Verhältnis zum Chor blieben unverändert. Der Held der Tragödie mußte leiden; dies ist noch heute der wesentliche Inhalt einer Tragödie. Er hatte die sogenannte »tragische Schuld« auf sich geladen, die nicht immer leicht zu begründen ist; sie ist oft keine Schuld im Sinne des bürgerlichen Lebens. Zumeist bestand sie in der Auflehnung gegen eine göttliche oder menschliche Autorität, und der Chor begleitete den Helden mit seinen sympathischen Gefühlen, suchte ihn zurückzuhalten, zu warnen, zu mäßigen und beklagte ihn, nachdem er für sein kühnes Unternehmen die als verdient hingestellte Bestrafung gefunden hatte.

Warum muß aber der Held der Tragödie leiden, und was bedeutet seine »tragische« Schuld? Wir wollen die Diskussion durch rasche Beantwortung abschneiden. Er muß leiden, weil er der Urvater, der Held jener großen urzeitlichen Tragödie ist, die hier eine tendenziöse Wiederholung findet, und die tragische Schuld ist jene, die er auf sich nehmen muß, um den Chor von seiner Schuld zu entlasten. Die Szene auf der Bühne ist durch zweckmäßige Entstellung, man könnte sagen: im Dienste raffinierter Heuchelei, aus der historischen Szene hervorgegangen. In jener alten Wirklichkeit waren es gerade die Chorgenossen, die das Leiden des Helden verursachten; hier aber erschöpfen sie sich in Teilnahme und Bedauern, und der Held ist selbst an

1. La Mort d'Orphée in dem hier oft zitierten Buche: Cultes, Mythes et Religions. T. II, p. 100 ff.

seinem Leiden schuld. Das auf ihn gewälzte Verbrechen, die Überhebung und Auflehnung gegen eine große Autorität, ist genau dasselbe, was in Wirklichkeit die Genossen des Chors, die Brüderschar, bedrückt. So wird der tragische Held – noch wider seinen Willen – zum Erlöser des Chors gemacht.

Waren speziell in der griechischen Tragödie die Leiden des göttlichen Bockes Dionysos und die Klage des mit ihm sich identifizierenden Gefolges von Böcken der Inhalt der Aufführung, so wird es leicht verständlich, daß das bereits erloschene Drama sich im Mittelalter an der Passion Christi neu entzündete.

So möchte ich denn zum Schlusse dieser mit äußerster Verkürzung geführten Untersuchung das Ergebnis aussprechen, daß im Ödipus-Komplex die Anfänge von Religion, Sittlichkeit, Gesellschaft und Kunst zusammentreffen, in voller Übereinstimmung mit der Feststellung der Psychoanalyse, daß dieser Komplex den Kern aller Neurosen bildet, so weit sie bis jetzt unserem Verständnis nachgegeben haben. Es erscheint mir als eine große Überraschung, daß auch diese Probleme des Völkerseelenlebens eine Auflösung von einem einzigen konkreten Punkte her, wie es das Verhältnis zum Vater ist, gestatten sollten. Vielleicht ist selbst ein anderes psychologisches Problem in diesen Zusammenhang einzubeziehen. Wir haben so oft Gelegenheit gehabt, die Gefühlsambivalenz im eigentlichen Sinne, also das Zusammentreffen von Liebe und Haß gegen dasselbe Objekt, an der Wurzel wichtiger Kulturbildungen aufzuzeigen. Wir wissen nichts über die Herkunft dieser Ambivalenz. Man kann die Annahme machen, daß sie ein fundamentales Phänomen unseres Gefühlslebens sei. Aber auch die andere Möglichkeit scheint mir wohl beachtenswert, daß sie, dem Gefühlsleben ursprünglich fremd, von der Menschheit an dem Vaterkomplex[1] erworben wurde, wo die psychoanalytische Erforschung des Einzelmenschen heute noch ihre stärkste Ausprägung nachweist[2].

1. Respektive Elternkomplex.

2. Der Mißverständnisse gewöhnt, halte ich es nicht für überflüssig, ausdrücklich hervorzuheben, daß die hier gegebenen Zurückführungen an die komplexe Natur der abzuleitenden Phänomene keineswegs vergessen haben, und daß sie nur

Bevor ich nun abschließe, muß ich der Bemerkung Raum geben, daß der hohe Grad von Konvergenz zu einem umfassenden Zusammenhange, den wir in diesen Ausführungen erreicht haben, uns nicht gegen die Unsicherheiten unserer Voraussetzungen und die Schwierigkeiten unserer Resultate verblenden kann. Von den letzteren will ich nur noch zwei behandeln, die sich manchem Leser aufgedrängt haben dürften.

Es kann zunächst niemandem entgangen sein, daß wir überall die Annahme einer Massenpsyche zugrunde legen, in welcher sich die seelischen Vorgänge vollziehen wie im Seelenleben eines einzelnen. Wir lassen vor allem das Schuldbewußtsein wegen einer Tat über viele Jahrtausende fortleben und in Generationen wirksam bleiben, welche von dieser Tat nichts wissen konnten. Wir lassen einen Gefühlsprozeß, wie er bei Generationen von Söhnen entstehen konnte, die von ihrem Vater mißhandelt wurden, sich auf neue Generationen fortsetzen, welche einer solchen Behandlung gerade durch die Beseitigung des Vaters entzogen worden waren. Dies scheinen allerdings schwerwiegende Bedenken, und jede andere Erklärung scheint den Vorzug zu verdienen, welche solche Voraussetzungen vermeiden kann.

Allein eine weitere Erwägung zeigt, daß wir die Verantwortlichkeit für solche Kühnheit nicht allein zu tragen haben. Ohne die Annahme einer Massenpsyche, einer Kontinuität im Gefühlsleben der Menschen, welche gestattet, sich über die Unterbrechungen der seelischen Akte durch das Vergehen der Individuen hinwegzusetzen, kann die Völkerpsychologie überhaupt nicht bestehen. Setzen sich die psychischen Prozesse der einen Generation nicht auf die nächste fort, müßte jede ihre Einstellung zum Leben neu erwerben, so gäbe es auf diesem Gebiet keinen Fortschritt und so gut wie keine Entwicklung. Es erheben sich

den Anspruch erheben, zu den bereits bekannten oder noch unerkannten Ursprüngen der Religion, Sittlichkeit und der Gesellschaft ein neues Moment hinzufügen, welches sich aus der Berücksichtigung der psychoanalytischen Anforderungen ergibt. Die Synthese zu einem Ganzen der Erklärung muß ich anderen überlassen. Es geht aber diesmal aus der Natur dieses neuen Beitrages hervor, daß er in einer solchen Synthese keine andere als die zentrale Rolle spielen könnte, wenngleich die Überwindung von großen affektiven Widerständen erfordert werden dürfte, ehe man ihm eine solche Bedeutung zugesteht.

nun zwei neue Fragen, wieviel man der psychischen Kontinuität innerhalb der Generationsreihen zutrauen kann. und welcher Mittel und Wege sich die eine Generation bedient, um ihre psychischen Zustände auf die nächste zu übertragen. Ich werde nicht behaupten, daß diese Probleme weit genug geklärt sind, oder daß die direkte Mitteilung und Tradition, an die man zunächst denkt, für das Erfordernis hinreichen. Im allgemeinen kümmert sich die Völkerpsychologie wenig darum, auf welche Weise die verlangte Kontinuität im Seelenleben der einander ablösenden Generationen hergestellt wird. Ein Teil der Aufgabe scheint durch die Vererbung psychischer Dispositionen besorgt zu werden, welche aber doch gewisser Anstöße im individuellen Leben bedürfen, um zur Wirksamkeit zu erwachen. Es mag dies der Sinn des Dichterwortes sein: Was du ererbt von deinen Vätern hast, erwirb es, um es zu besitzen. Das Problem erschiene noch schwieriger, wenn wir zugestehen könnten, daß es seelische Regungen gibt, welche so spurlos unterdrückt werden können, daß sie keine Resterscheinungen zurücklassen. Allein solche gibt es nicht. Die stärkste Unterdrückung muß Raum lassen für entstellte Ersatzregungen und aus ihnen folgende Reaktionen. Dann dürfen wir aber annehmen, daß keine Generation imstande ist, bedeutsamere seelische Vorgänge vor der nächsten zu verbergen. Die Psychoanalyse hat uns nämlich gelehrt, daß jeder Mensch in seiner unbewußten Geistestätigkeit einen Apparat besitzt, der ihm gestattet, die Reaktionen anderer Menschen zu deuten, das heißt die Entstellungen wieder rückgängig zu machen, welche der andere an dem Ausdruck seiner Gefühlsregungen vorgenommen hat. Auf diesem Wege des unbewußten Verständnisses all der Sitten, Zeremonien und Satzungen, welche das ursprüngliche Verhältnis zum Urvater zurückgelassen hatte, mag auch den späteren Generationen die Übernahme jener Gefühlserbschaft gelungen sein.

Ein anderes Bedenken dürfte gerade von seiten der analytischen Denkweise erhoben werden.

Wir haben die ersten Moralvorschriften und sittlichen Beschränkungen der primitiven Gesellschaft als Reaktion auf eine Tat aufgefaßt, welche ihren Urhebern den Begriff des Verbrechens gab. Sie bereuten diese Tat und beschlossen, daß sie nicht mehr wiederholt werden solle, und daß ihre Ausführung keinen Gewinn gebracht haben dürfe. Dies schöpferische Schuldbewußtsein ist nun unter uns nicht erloschen. Wir finden es bei den Neurotikern in asozialer Weise wirkend, um neue Moralvorschriften, fortgesetzte Einschränkungen zu produzieren, als Sühne für die begangenen und als Vorsicht gegen neu zu begehende Untaten[1]. Wenn wir aber bei diesen Neurotikern nach den Taten forschen, welche solche Reaktionen wachgerufen haben, so werden wir enttäuscht. Wir finden nicht Taten, sondern nur Impulse, Gefühlsregungen, welche nach dem Bösen verlangen, aber von der Ausführung abgehalten worden sind. Dem Schuldbewußtsein der Neurotiker liegen nur psychische Realitäten zugrunde, nicht faktische. Die Neurose ist dadurch charakterisiert, daß sie die psychische Realität über die faktische setzt, auf Gedanken ebenso ernsthaft reagiert wie die Normalen nur auf Wirklichkeiten.

Kann es sich bei den Primitiven nicht ähnlich verhalten haben? Wir sind berechtigt, ihnen eine außerordentliche Überschätzung ihrer psychischen Akte als Teilerscheinung ihrer narzißtischen Organisation zuzuschreiben[2]. Demnach könnten die bloßen Impulse von Feindseligkeit gegen den Vater, die Existenz der Wunschphantasie, ihn zu töten und zu verzehren, hingereicht haben, um jene moralische Reaktion zu erzeugen, die Totemismus und Tabu geschaffen hat. Man würde so der Notwendigkeit entgehen, den Beginn unseres kulturellen Besitzes, auf den wir mit Recht so stolz sind, auf ein gräßliches, alle unsere Gefühle beleidigendes Verbrechen zurückzuführen. Die kausale, von jenem Anfang bis in unsere Gegenwart reichende Verknüpfung litte dabei keinen Schaden, denn die psychische Realität wäre bedeutsam genug, um alle diese Folgen zu tragen. Man wird dagegen einwenden, daß ja eine Veränderung der Gesellschaft von der Form der Vaterhorde zu der des Brüderclan wirklich vorgefallen ist. Dies ist ein starkes Argument, aber doch nicht entscheidend. Die Veränderung könnte auf minder gewaltsame Weise erreicht worden sein

1. Vgl. den zweiten Aufsatz dieser Reihe über das Tabu.

2. Siehe den Aufsatz über Animismus, Magie und Allmacht der Gedanken.

und doch die Bedingung für das Hervortreten der moralischen Reaktion enthalten haben. Solange der Druck des Urvaters sich fühlbar machte, waren die feindseligen Gefühle gegen ihn berechtigt, und die Reue über sie mußte einen anderen Zeitpunkt abwarten. Ebensowenig ist der zweite Einwand stichhaltig, daß alles, was sich aus der ambivalenten Relation zum Vater ableitet, Tabu und Opfervorschrift, den Charakter des höchsten Ernstes und der vollsten Realität an sich trägt. Auch das Zeremoniell und die Hemmungen der Zwangsneurotiker zeigen diesen Charakter und gehen doch nur auf psychische Realität, auf Vorsatz und nicht auf Ausführungen zurück. Wir müssen uns hüten, aus unserer nüchternen Welt, die voll ist von materiellen Werten, die Geringschätzung des bloß Gedachten und Gewünschten in die nur innerlich reiche Welt des Primitiven und des Neurotikers einzutragen.

Wir stehen hier vor einer Entscheidung, die uns wirklich nicht leicht gemacht ist. Beginnen wir aber mit dem Bekenntnis, daß der Unterschied, der anderen fundamental erscheinen kann, für unser Urteil nicht das Wesentliche des Gegenstandes trifft. Wenn für den Primitiven Wünsche und Impulse den vollen Wert von Tatsachen haben, so ist es an uns, solcher Auffassung verständnisvoll zu folgen, anstatt sie nach unserem Maßstab zu korrigieren. Dann aber wollen wir das Vorbild der Neurose, das uns in diesen Zweifel gebracht hat, selbst schärfer ins Auge fassen. Es ist nicht richtig, daß die Zwangsneurotiker, welche heute unter dem Drucke einer Übermoral stehen, sich nur gegen die psychische Realität von Versuchungen verteidigen und wegen bloß verspürter Impulse bestrafen. Es ist auch ein Stück historischer Realität dabei; in ihrer Kindheit hatten diese Menschen nichts anderes als die bösen Impulse, und insoweit sie in der Ohnmacht des Kindes es konnten, haben sie diese Impulse auch in Handlungen umgesetzt. Jeder von diesen Überguten hatte in der Kindheit seine böse Zeit, eine perverse Phase als Vorläufer und Voraussetzung der späteren übermoralischen. Die Analogie der Primitiven mit den Neurotikern wird also viel gründlicher hergestellt, wenn wir annehmen, daß auch bei den ersteren die psychische Realität, an deren Gestaltung kein Zweifel ist, anfänglich mit der faktischen Realität zusammenfiel, daß die Primitiven das wirklich getan haben, was sie nach allen Zeugnissen zu tun beabsichtigten.

Allzuweit dürfen wir unser Urteil über die Primitiven auch nicht durch die Analogie mit den Neurotikern beeinflussen lassen. Es sind auch die Unterschiede in Rechnung zu ziehen. Gewiß sind bei beiden, Wilden wie Neurotikern, die scharfen Scheidungen zwischen Denken und Tun, wie wir sie ziehen, nicht vorhanden. Allein der Neurotiker ist vor allem im Handeln gehemmt, bei ihm ist der Gedanke der volle Ersatz für die Tat. Der Primitive ist ungehemmt, der Gedanke setzt sich ohneweiters in Tat um, die Tat ist ihm sozusagen eher ein Ersatz des Gedankens, und darum meine ich, ohne selbst für die letzte Sicherheit der Entscheidung einzutreten, man darf in dem Falle, den wir diskutieren, wohl annehmen: Im Anfang war die Tat.

INDEX

INHALT

C. G. Jung: Gesammelte Werke

Band 1:
Psychiatrische Studien

281 Seiten. Leinen

Band 3:
Psychogenese der Geisteskrankheiten

353 Seiten. Leinen

Band 4:
Freud und die Psychoanalyse

433 Seiten. Leinen

Band 6:
Psychologische Typen

679 Seiten. Leinen

Band 7:
Zwei Schriften über Analytische Psychologie

371 Seiten. Leinen